8キロやせた

Kikiの ズルやせダイエット

Kiki（ダイエット・モチベーター）

主婦の友社

はじめに

おいしく食べても太らない「ズルいダイエット」をはじめよう

私は今より、８キロも太っていました。

太っていたときはネガティブになり、まわりの友人やＳＮＳなどで見かけるスリムな人をうらやましく思っていました。

「食べても太らない人ってズルいな」
「いつもいっしょにランチをしているのに、なんであの人は太らないの？」
「運動しないでやせられるなんて信じられない」

でも、私が「ズルい」と思っていた人たちをよく観察してみると、彼ら・彼女らは食べても太らないわけではなく、生まれつき恵まれた体質だったわけでもなさそうです。

食べ物を上手に選び、自己管理をし、生活の中に運動をとり入れている。

そんなあたりまえのことが、「ズルさ」の正体だったんです。

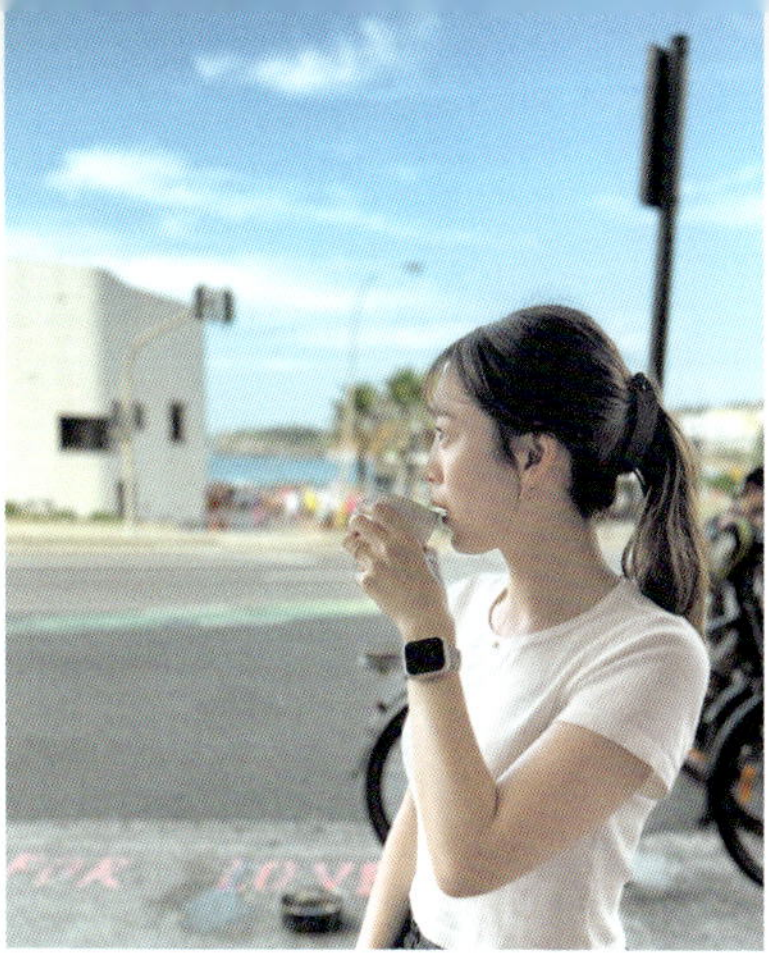

とはいえ、「食べることは生きること」が信条というくらい、とにかく食べることが大好きな私。そこで思ったことは……

私は、もっともっとズルくやせたい！

そこで、ズルくやせるためのメソッドを考えはじめました。

そして**「おいしいものを食べても太らない」**ためには、**「おいしくて、低エネルギーで栄養バランスのいい料理を、手間をかけずに作れるようになる」ことが大切**だと気づいたのです。

それから、レシピ作りの日々がはじまりました。看護師、保健師時代の知識も総動員して、「ズルくやせられる」レシピを考えていったのです。

本書では、そんな私のダイエットレシピを中心に、ダイエットのコツや、だれでもできるストレッチやエクササイズも紹介しています。ダイエットレシピは、「ズルやせレシピ」と名づけました。

最近では「あんなに食べているのに、太らないですよね」「何か特別なことをしているんですか？」なんて言われるようになりました。

そう。まさに私がずっとあこがれていた「食べても太らないなんて、ズルい」という、張本人になっていたんです。

みなさんも、おいしいものを食べながら、ズルく、理想の体に近づいていきましょう！

ズルやせレシピってどこがズルいの？①

早くて簡単なのに ダイエットできちゃうのが、ズルい！

仕事でへとへとになって家に帰りついて、それからダイエット用の食事を作る。これがなかなかできないから、つい外食やそうざい、コンビニに頼ってしまって、ダイエットがうまくいかない悪循環に。私が太ってしまった原因は、食事が作れないことでした。

そんな毎日の人、いませんか？　家族がいる人は、家族用の食事を作ってから自分のダイエット用の食事を作るなんて、無理ですよね。

ダイエットレシピは、手間がかからないことが続けるコツだと、私自身実感しています。だからこそ、本書で紹介するレシピは、簡単・時短にとことんこだわりました。

こんなに時短！のKikiレシピ

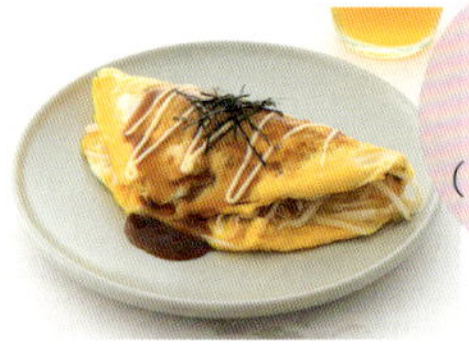

所要時間
7分
（レンチン4分）

もやしで作る
とん平焼き⇨ p.36

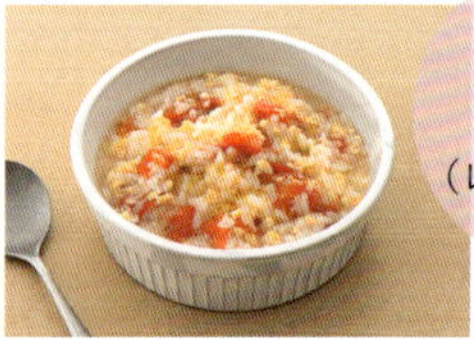

所要時間
8分
（レンチン4分）

トマトのさっぱり雑炊
⇨ p.55

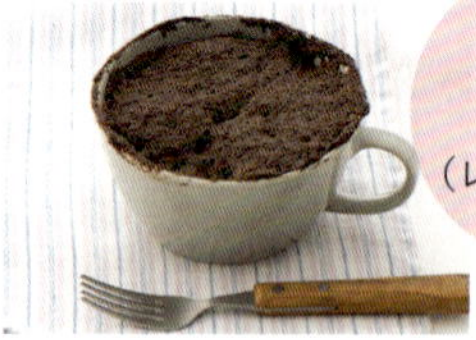

所要時間
7分
（レンチン3分）

ココアマグケーキ
⇨ p.32

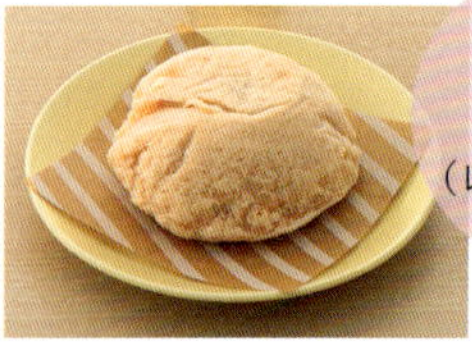

所要時間
10分
（レンチン3分）

米粉で作るピザまん
⇨ p.62

時間がかからない、
テクニックもいらないから、
ズボラな私も
続けられました

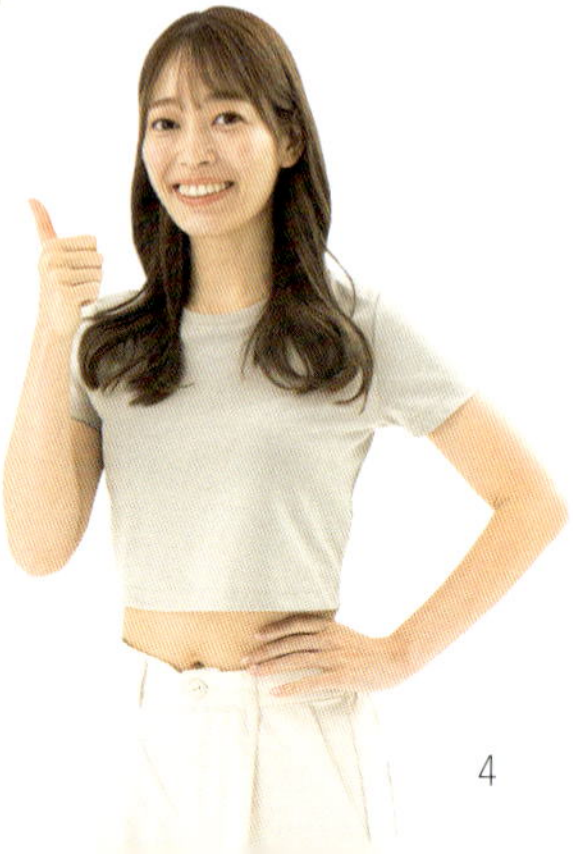

「時短」「簡単」の法則
1

すべてレンチン

ズルやせレシピでは、フライパンやなべを使いません。すべて電子レンジ調理で完結します(電子レンジさえ使わないレシピも)。レンジを使うことで、加熱時間も短縮できます。

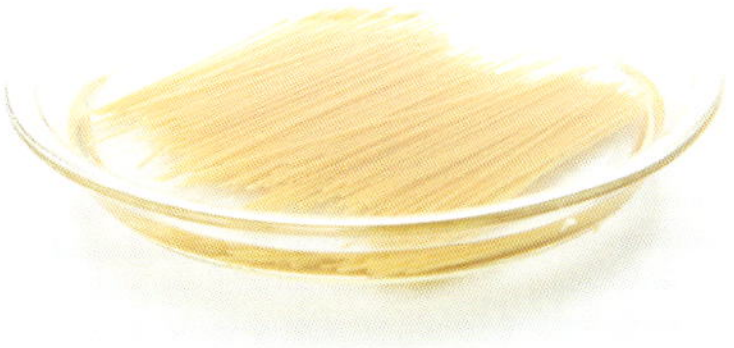

スパゲッティやそうめんをゆでるときも、レンジを使います。たとえばスパゲッティ80gなら、水200ml、塩小さじ1といっしょに平皿に入れ、規定のゆで時間＋5分でOK。

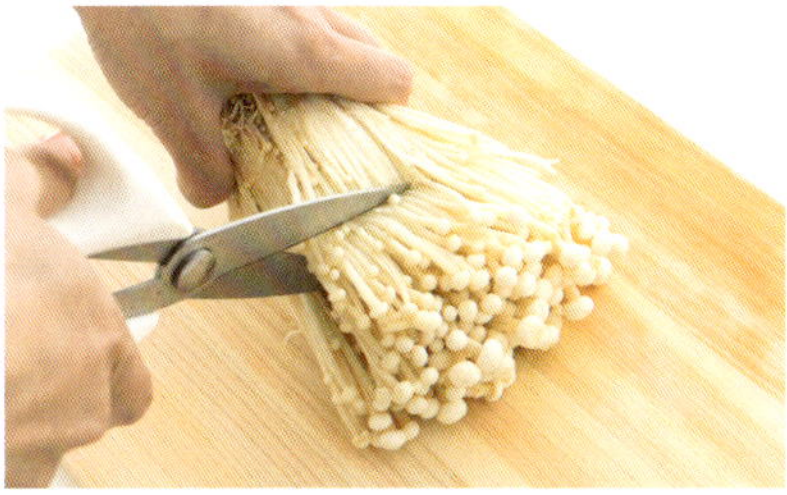

野菜などを切るときは、キッチンばさみを多用します。少しお行儀が悪いかもしれませんが。お肉はトレーの上でキッチンばさみでカットすれば、まないたも不要です。

「時短」「簡単」の法則
2

洗い物を極力減らす

洗い物が増えると、食後の片づけが憂うつになるものですが、レンジ調理は洗い物を減らす効果も。1つの耐熱容器で材料をまぜてレンチンすれば、洗い物は劇的に減らせます。

「時短」「簡単」の法則
3

冷凍ストック品を活用

冷凍室は時短調理の味方。野菜やお肉など、よく使うものは使いやすい分量で小分けして冷凍保存しておけば、調理がかなりスピードアップします。

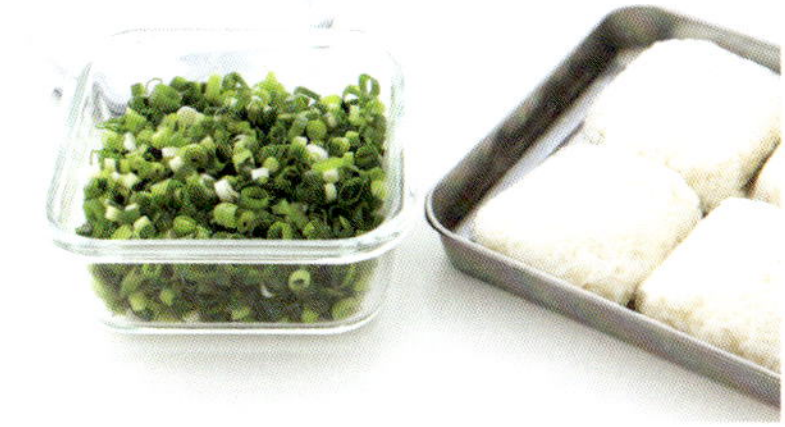

私が必ず冷凍室にストックしておくのは、100gずつラップで包んだごはん、青ねぎの小口切りです。

ズルやせレシピってどこがズルいの？②

おいしくておしゃれなのに やせられるのが、ズルい！

ダイエット中は、低エネルギーのものばかり、しかたなく食べるのがあたりまえ。私もそう思っていました。

過去のダイエットでは、ヘルシーだけど味けないものばかり食べて、飽きてきて、だんだん食事がいやになってしまいました。そうなると気持ちが下がって、つらくなるんです。

でも、それがダイエットが続かない理由でした。

それに目標体重達成後に元の食生活に戻してしまったら、リバウンド一直線。

ダイエットはゆるく、長く続けるものだから、おいしくて、心を満足させる食事に切りかえることが大切です。

おいしい

ダイエットレシピの法則

1

調味料で工夫する

ダイエット中でもおいしいものを食べる。それがズルやせレシピの大原則。紹介するレシピの多くは、合わせ調味料を使って味に深みやコクを出しています。といっても、使用する調味料はどこのご家庭にもあるような、手に入りやすいものばかり。

おいしく食べてやせるなんて、ズルいですよね。でも、だからこそ長く続けられる、賢いダイエットなんです。

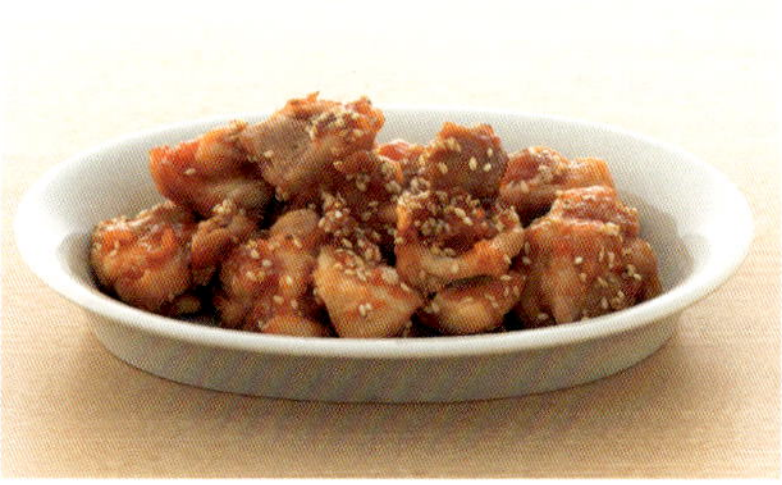

気軽にヤンニョムチキン⇨ p.96

普通のヤンニョムチキンは、揚げてから甘辛い調味料にからめるので、どうしても高エネルギーに。揚げる手間を省いて味つけだけ再現すれば、ダイエット中でも安心。

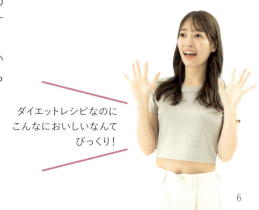

ダイエットレシピなのに
こんなにおいしいなんて
びっくり！

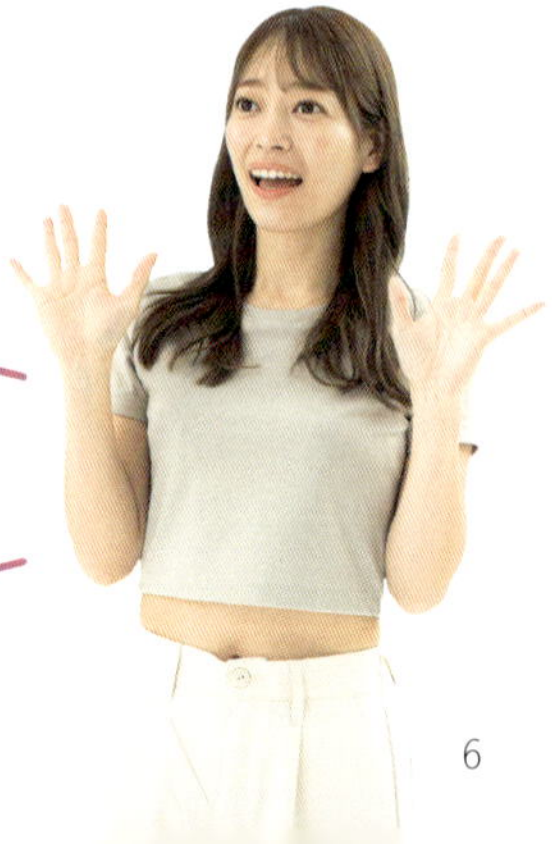

おいしい
ダイエットレシピの法則
2

見た目がおしゃれ

食事は、「おいしさ」と同様、「見た目」も大切。ズルやせレシピでは視覚的な美しさ、おしゃれさにもこだわっています。

外食がおいしく感じるのは、盛りつけや彩りの美しさもあると思います。だから、見た目にこだわらない食事ばかりしていると、つい外食やコンビニ飯に手を出してしまいがち。

私も過去のダイエットで、野菜を切っただけ、鶏肉をゆでただけなどの食事ばかりとっていたら、だんだんテンションが下がってしまいました。

食事の見た目をよくすることで、満足度は格段に上がります。

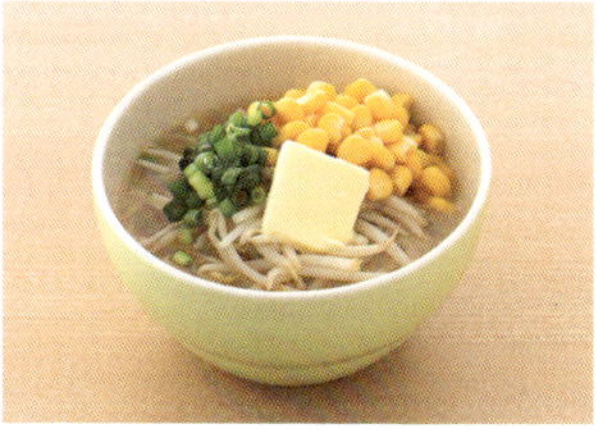
ラーメン風みそもやし⇨ p.103

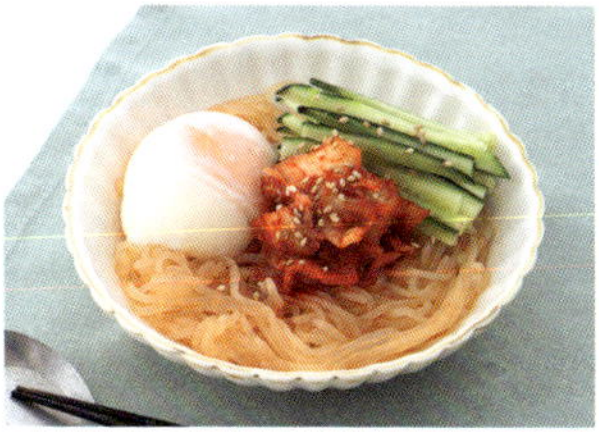
楽ちんしらたきビビンめん⇨ p.86

緑（葉物野菜など）、赤（トマト、キムチなど）、黄（卵、コーンなど）などを組み合わせてカラフルに。ちょこっと薬味やスパイスをかけるなどのひと工夫でも、見た目がランクアップします。

おいしい
ダイエットレシピの法則
3

たんぱく質を意識する

ズルやせレシピはたんぱく質と野菜がしっかりとれる、バランスのよいレシピが中心です。栄養バランスをととのえることで、食事の満足感が高まり、体調がよくなり、ストレスフリーにつながるという好循環が生まれます。

ダイエット中でもバランスのいい食事を自分で作れると、「ちゃんとした食事をしている」「体にいい生活ができている」と、自己肯定感が上がります。

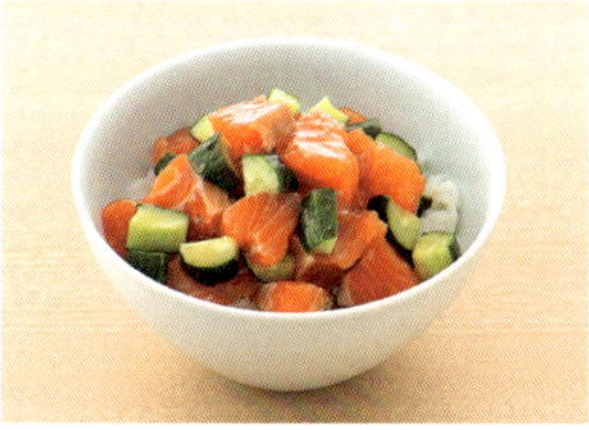
サーモンきゅうり丼⇨ p.101

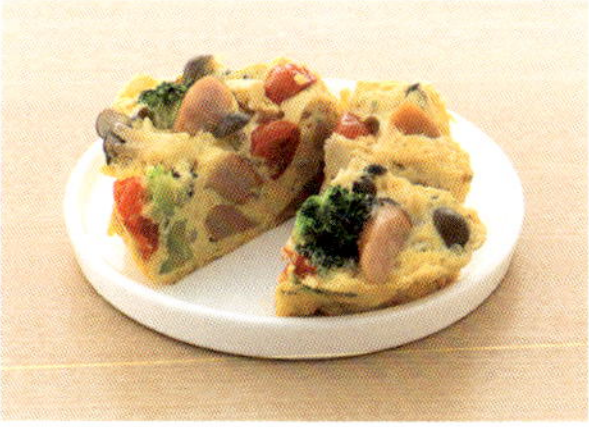
カラフル野菜キッシュ⇨ p.53

もくじ

はじめに
おいしく食べても太らない
「ズルいダイエット」をはじめよう　2

ズルやせレシピってどこがズルいの？①
早くて簡単なのに
ダイエットできちゃうのが、ズルい！　4

ズルやせレシピってどこがズルいの？②
おいしくておしゃれなのに
やせられるのが、ズルい！　6

Kiki's STORY 1
保健師時代の挫折が
ズルやせダイエットに生かされた　12

Kiki's STORY 2
危険なダイエットで体が悲鳴を上げた！
だから気づけた、ダイエットで本当に大切なこと　14

やめずに続けるためのアドバイス①
「頑張らなくてもいい日」をつくる　16

やめずに続けるためのアドバイス②
女性は月の周期を意識して体の声を聞く　18

やめずに続けるためのアドバイス③
3つの月の周期に合わせてゆるく長く続ける　20

重要なのは朝&夜のルーティン　22

みんなの「ズルやせダイエット」
6人のビフォーアフター　24

本書の使い方　28

Part 1
大人気！
バズりレシピBEST10

とうふお好み焼き　30
しっかり味のピリ辛えのき　31
ココアマグケーキ　32
大好きなはるさめサラダ　34

ピリ辛はるさめチャプチェ　35
もやしで作るとん平焼き風　36
とうふ担々スープ　38
もやしたっぷり中華サラダ　39
揚げないポテトチップス　40
ピザ風味のチーズささ身　41
Kikiおすすめのズボラ「ズルトレ」①
らくらくきれいな脚になる　42
Kikiの魔法のやせ言葉①　44

Part 2
疲れた日でも大丈夫の手間ほぼゼロレシピ

はじまりのオートミールレンジチャーハン　46
メインになる豚バラえのき　48
さっぱり豚もやし　49
満足できる肉だんご　50
かさ増しえのきつくね　51
中華が食べたいときの麻婆大根　52
カラフル野菜キッシュ　53
ごはんなしのタコライス風　54
トマトのさっぱり雑炊　55
オートミールのキムチリゾット　56
オートミールの明太がゆ　57
ちゃっかりカルボナーラ風　58
トマトとしらすの冷製スパゲッティ　59
アボカドクリーミーそうめん　60
いやしの豆乳うどん　61
米粉で作るピザまん　62
満足できる担々はるさめ　64
簡単ユッケジャンスープ　65
Kikiおすすめのズボラ「ズルトレ」②
ペットボトルで二の腕やせ　66

みんなが知りたいダイエットのQ＆A 68
Kikiの魔法のやせ言葉② 70

Part 3
体の中からきれいになれる代謝アップ＆デトックスレシピ

野菜たっぷりミルフィーユ 72
ジューシー蒸し鶏 74
きのこと鶏の卵とじ 75
ツナとうふグラタン 76
みそマヨ風味の鮭のきのこ蒸し 78
お手軽タッカルビ 79
いつでもおいしい大根ツナ丼 80
無限に食べられるセロリ丼 81
夏野菜のシンプルカレー 82
ブロッコリーとツナのリゾット 83
ピーマン×おかかおにぎり 84
とうふと卵の親子丼風 85
楽ちんしらたきビビンめん 86
カレー風味のそぼろサラダ 88
やさしい味の担々もやし 90
すっきり脂肪燃焼スープ 91
Kikiおすすめのズボラ「ズルトレ」③
すわったままでしっかり体ほぐし 92
Kikiの魔法のやせ言葉③ 94

Part 4
ストイックに頑張りたいがっつり燃焼レシピ

気軽にヤンニョムチキン 96
鶏トマトのペッパーマヨ 97
辛みを楽しむきのこチゲ 98

本格味のツナビビンパ 100
サーモンきゅうり丼 101
マグカップオムライス風 102
ラーメン風みそもやし 103
Kikiおすすめのズボラ「ズルトレ」④
絶対差がつくウォーキング 104
Kikiの魔法のやせ言葉④ 106

Part 5 ごほうびデーの罪悪感なしスイーツレシピ

黒みつ風味のとうふきな粉もち 108
自慢のチョコレートケーキ 110
ぷるぷる豆乳プリン 111
米粉のシンプルドーナツ 112
ふわふわおからチョコ蒸しパン 113
もちもち抹茶ちぎりパン 114
まるごと焼きりんご 115
Kikiおすすめのズボラ「ズルトレ」⑤
バックキックで美ヒップライン 116
Kikiおすすめのズボラ「ズルトレ」⑥
肩こりを予防するストレッチ 118
Kikiの魔法のやせ言葉⑤ 120
ダイエットを続けるためのズルやせ暮らし術 121

おわりに
とにかくあせらないで。
変わろうと努力するあなたは、
どんな体形であろうと美しい 122

材料別索引 124

Kiki's STORY 1

保健師時代の挫折が ズルやせダイエットに生かされた

「ダイエットどころじゃない」方たちへの栄養指導

私は大学卒業後、26歳まで看護師として働いていました。その後は一念発起して海外留学にチャレンジし、帰国後、28歳で保健師として再就職。予防医療にフォーカスした仕事がしたいというのが、その理由でした。

栄養指導の仕事をしていたのですが、多くは「やせて健康になりましょう」という減量に関するもの。一対一で30分ほど面談させていただくのですが、何を聞かれてもきちんと答えられるようにと、勉強もたくさんしました。健診情報管理指導士（人間ドックアドバイザー）の資格を取得したのもこのころです。

ただ、この当時私は大きな壁にぶち当たります。指導するのは、「やせたい」という意思はなく、「健康診断で言われたからしかたなく来た」方たちが大半。日々の仕事や家庭に忙しい方たちばかりで、「今は自分のダイエットや健康どころではない。面談もできれば受けたくない」と。そのような方に栄養指導をするのは、とても複雑でむずかしかったことを覚えています。

転職ほやほやのころの私は、「お酒は少しでいいので減らしましょう」「お菓子は油の少ないものにしましょう」など、ただ自分が学んだ知識を伝えるだけで相手の心境に寄り添うことができませんでした。健康になってほしい、1年でも長く生きてほしいという気持ちは確かなのですが、どこかお説教のようになってしまい、お客さまの笑顔はほとんど見られませんでした。

「指導」から「寄り添う」にかえてダイエットを成功に

でも、そんなとき気づいたんです。「このやり方で響くわけがない」って。それからは「共感」や「いっしょにやろう」という伴走精神を一番に大切にしました。たとえば、私自身お酒や甘いものが大好きだとオープンにして「どんなお酒が好きですか?」と聞いてみます。「やっぱりビールだね」と返ってきたら、お酒の糖質一覧表を見ながら、「缶ビール1本で糖質10gだけど、焼酎なら糖質ゼロなんです」と話してみます。クリアできたら「レモンサワーもおいしいですよ」「ハイボールもおすすめです」と進んで、最終的には「レモン果汁入りの炭酸水って、意外といけるんです」ともっていきます。徐々に相手も心を開いてくれ、面談中に笑いがあふれるようになりました。

なかには半年間で22キロの大減量に成功された方もいて、毎週いろんなお客さまから喜びの電話がかかってくるように。「Ｋｉｋｉさんに出会えたおかげで、人生変わったよ」と言われたときは、涙が出るほどうれしかったのを覚えています。

この経験から、ダイエットのＳＮＳをはじめるようになり、フォロワーさんに共感してもらったり、やりとりをしたりという活動がはじまったのです。注意されたり禁止されるより、好きなものを大切にしながら、楽しみながら、生活を変えていく。この経験が、Ｋｉｋｉのズルやせダイエットの原点にもなりました。

Kiki's STORY 2

危険なダイエットで体が悲鳴を上げた！
だから気づけた、
ダイエットで本当に大切なこと

栄養指導をしているのに、プライベートではストレスで暴飲暴食！

保健師時代、うまくいかない時期には挫折感でいっぱいでした。

「ビールの量を減らしましょう」なんて指導しているのに、仕事から帰ると自分はビールを何本も飲んだり、甘いものを食べたりと、**暴飲暴食でストレスを発散していました。**

しかも当時はコロナ禍がはじまったばかりで、医療機関勤務の私は「絶対に罹患してはいけない」というプレッシャーもありました。**その結果、なんと8キロも太ってしまったんです。**仕事のユニフォームも入らなくなり、鏡で自分を見るのもいやになっていきました。

脈拍が１１０に。体が危険信号を出して気づいた

「このままじゃダメだ」と思い、ダイエットを決意しました。

早くやせたくて、一日１０００キロカロリー以下にするという、やってはいけないダイエットをはじめました。栄養指導をするのが仕事で、栄養の知識もあるはずなのに……。

鶏胸肉とうふしか食べないというような生活を続けていたら、すぐに体重は３～４キロ落ちました。でも、そこからはまったく体重が動かなくなりました。筋肉が落ち、脂肪燃焼できない体になっていたのでしょう。見た目

Before 158cm・53kg

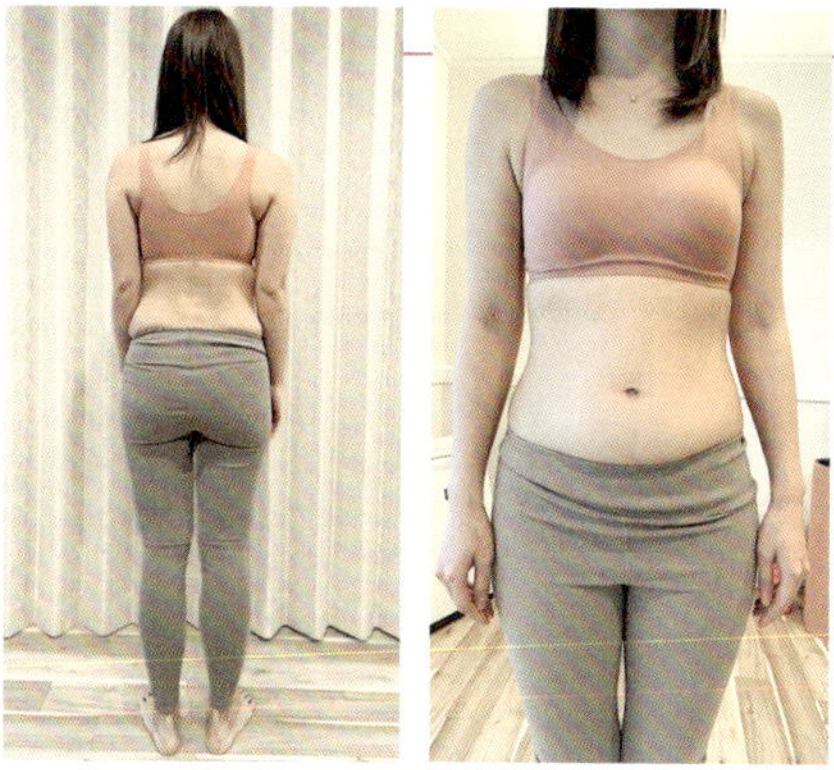

After 158cm・45kg

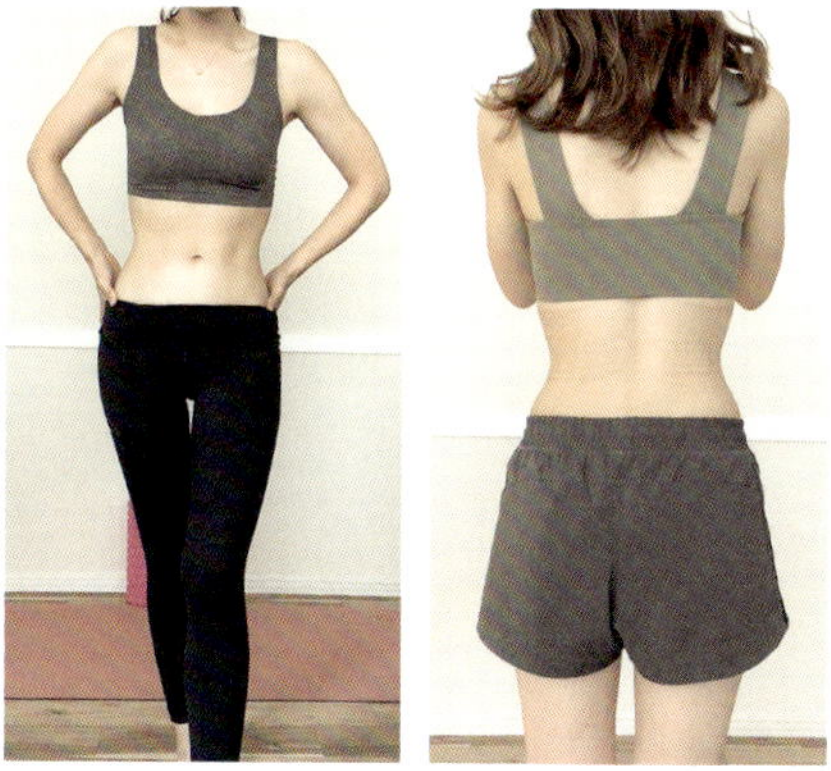

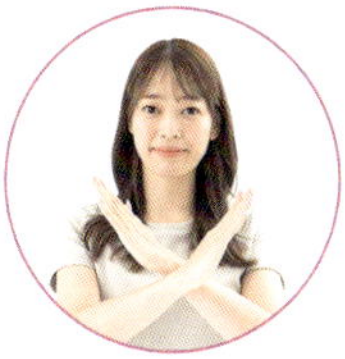

過激なダイエットは、健康にもよくないし、メンタルにも悪影響を及ぼす場合があります。月1〜2kgの減量をめざしてくださいね。

もひどい状態で、足はむくんでいるのに肋骨が見えて、胸もぺたんこになり、シワシワな体になっていました。

ある日職場で動悸を感じて血圧計ではかったら、1分間に60〜１００が正常値の**脈拍が１１０まで上がっていました。**そこでようやく「危険な状態だ」と自覚したのです。

それからは、無理をしないダイエットをはじめました。**適度な運動習慣をつけ、3食バランスよく食べるようになりました。**46ページで紹介する「はじまりのオートミールレンジチャーハン」と出合ったのもこのころです。

すると体重が落ちてきて、3カ月でマイナス8キロを達成できました。

Ｋｉｋｉのズルやせダイエット

やめずに続けるためのアドバイス①

「頑張らなくてもいい日」をつくる

ダイエットをはじめるときは、「1カ月で3キロやせよう」「とにかく3カ月は絶対頑張る！」など、期限を決めてスタートしがちですよね。

でも、1カ月間や3カ月間、**ずっと最初の「やるぞ！」というモチベーションを保ち続けるのって、むずかしい**と思いませんか？

というのも、1カ月間の中には「めちゃくちゃやる気があって前向きになれる日」もあれば、「いやなことがあって落ち込んで、ダイエットどころではない日」もあります。

家族や友人との外食や、仕事上でのおつきあいもあるでしょう。そんなときに「ダイエット中だから」と断るなんて、ストイックになりすぎるのはつらいですよね。

とくに女性は、生理前に食欲が止まらなかったり、PMS（月経前症候群）でイライラしたり、生理中にむくんで体重が増えたりと、**自分ではどうしようもない体調の変動**もあります。

そうなると**「もういいや。ダイエットはやり直しだ……」**と挫折してしまう原因になります。

そして**「やっぱり自分はダメなんだ……」**と落ち込んでしまうという悪循環に。

そう。**ダイエットが失敗する理由は、「うまくいかない日」を否定してしまうこと**でした。

私自身、なかなか自分の体と心をコントロールできなくて、ダイエットが

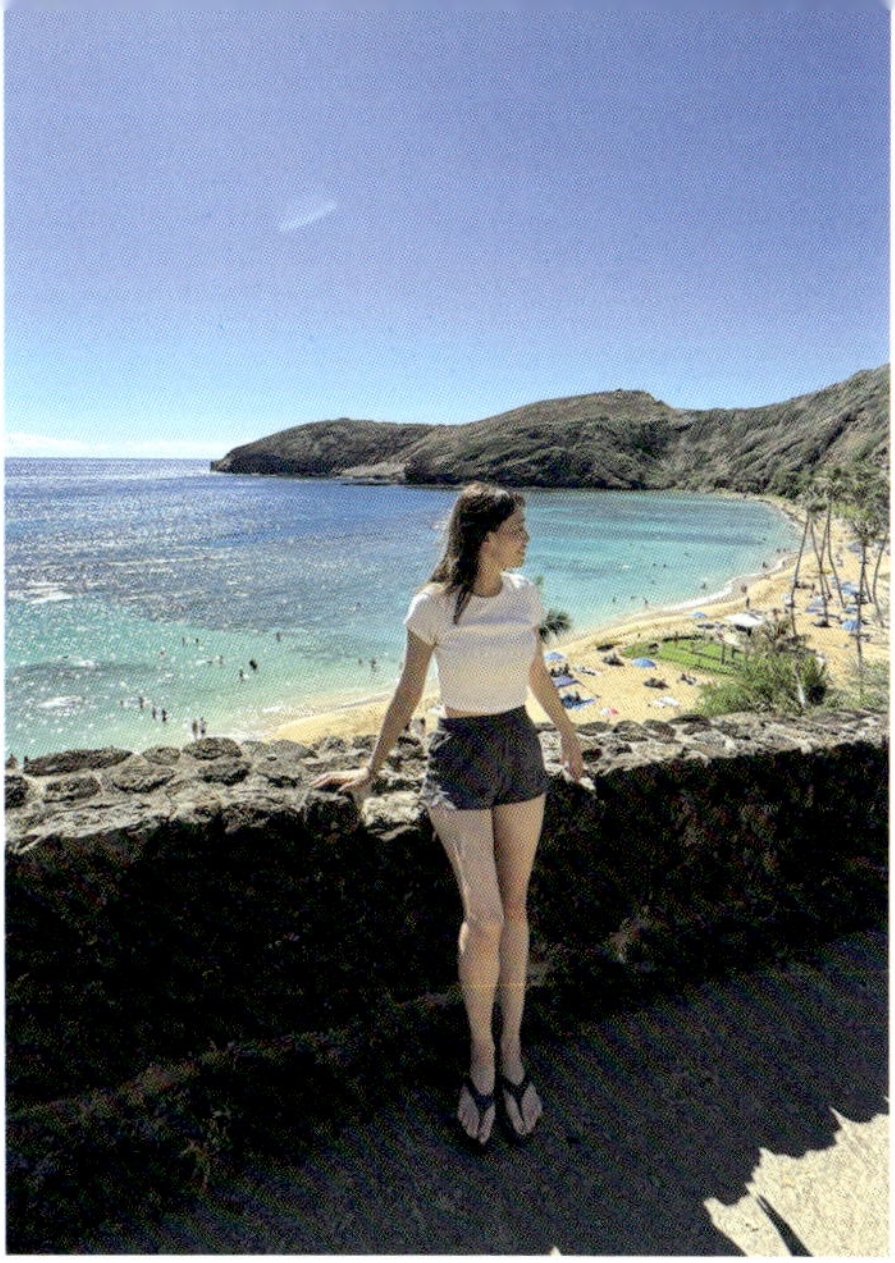

うまくいかないことがありました。そして、「どうして自分はちゃんとダイエットが続けられないんだろう」と落ち込んでいました。

でも、あるとき気づきました。「うまくいかない日があってあたりまえ」だと。

なぜなら、私たちは人間だから。人間だから、心が不安定なときもあるし、体調がすぐれないときもある。ロボットのようにずっとストイックなダイエットを続けるのは、だれだってむずかしいんです。

・ずっと最初のモチベーションを保つのは無理（落ち込む日もある）
・自分ではコントロールできないときもある（体調の悪い日もある）

まずはこのことを理解してください。うまくいかなくても、自分を責めないでください。

ただし、自分に甘くするわけではありません。

うまくいかない日を乗り越えて、うまくいく日はダイエットを続ければいい。

そう考えて、ダイエットを日常に落とし込んでいきましょう。

やめずに続けるためのアドバイス②

女性は月の周期を意識して体の声を聞く

アドバイス①でお伝えしたように、ダイエットを頑張らなくていい日もある。これがズルやせダイエットの考え方です。

そして、体や心は常に一定ではないから、今の自分の体の状態、心の状態がどうなっているか、常に意識しておきましょう。とくに女性は、生理周期やホルモンバランスが体や心に影響します。だからこそ、むしろこのことをダイエットにうまく利用してほしいのです。

生理とホルモンを味方にしてダイエットする

・月経後～排卵期は「頑張る期」

生理が終わって排卵期までの約10日間は、体も心も安定します。エストロゲンの分泌量が増えて水分が排出されるため、体重も減りやすくなります。

ダイエットを頑張れる時期です。

・排卵期～月経期は「維持期」

排卵期から生理までは、プロゲステロンの分泌量が増え、やせにくくなります。また、生理が近づくとＰＭＳ（月経前症候群）によってイライラしたり、食欲が増したりも。

この時期、ダイエットは徐々にペースダウン。無理はせず、体重は維持を目標とします。

生理周期とダイエットのとり組み方

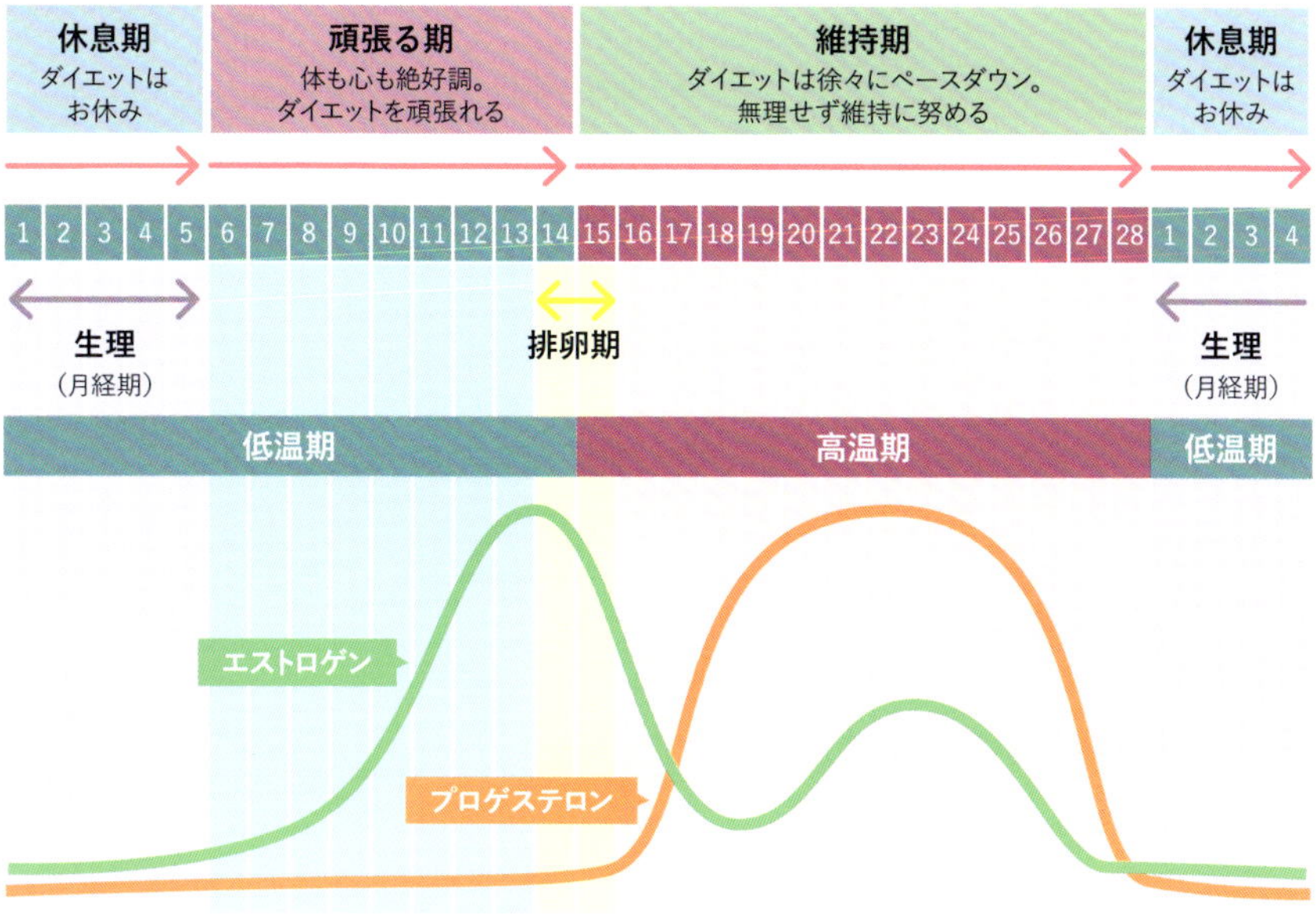

生理前の食欲爆発デーには、おやつＯＫなどの自分ルールを設けてもいいでしょう。

・生理中は「休息期」

生理中はむくみやすく、体重が落ちにくいので、小休止。

体と心を休ませるイメージで過ごします。

ダイエットは苦しいだけではなくて、自分自身と向き合うこと。自分の体と心のリズムに合ったダイエットでいいのだと考えれば、心が軽くなります。

Kikiのズルやせダイエット

やめずに続けるためのアドバイス③

３つの月の周期に合わせてゆるく長く続ける

アドバイス②では、**体の声を聞き、自分と向き合いながらダイエットをすること**をお伝えしました。

女性の生理周期を例にとりましたが、ほかにも気分や体調などの内的要因、天気や気圧などの外的要因があるはずです。

心身ともに調子がいいときは「頑張る期」、ちょっと微妙な感じのときは「維持期」、調子が悪いときは「休息期」と、大きく分けて３つの状態があるとして、この３つをループさせてダイエットを続けていきましょう。

そうすることで、ストレスなく、三日坊主にならず、ダイエットが続けられます。

本書で紹介するレシピは、Ｐａｒｔ１からＰａｒｔ５まで、５つのパートに分かれています。好きなレシピを自由に試してＯＫですが、その日の状態や気分に合わせたレシピを選ぶのもおすすめです。

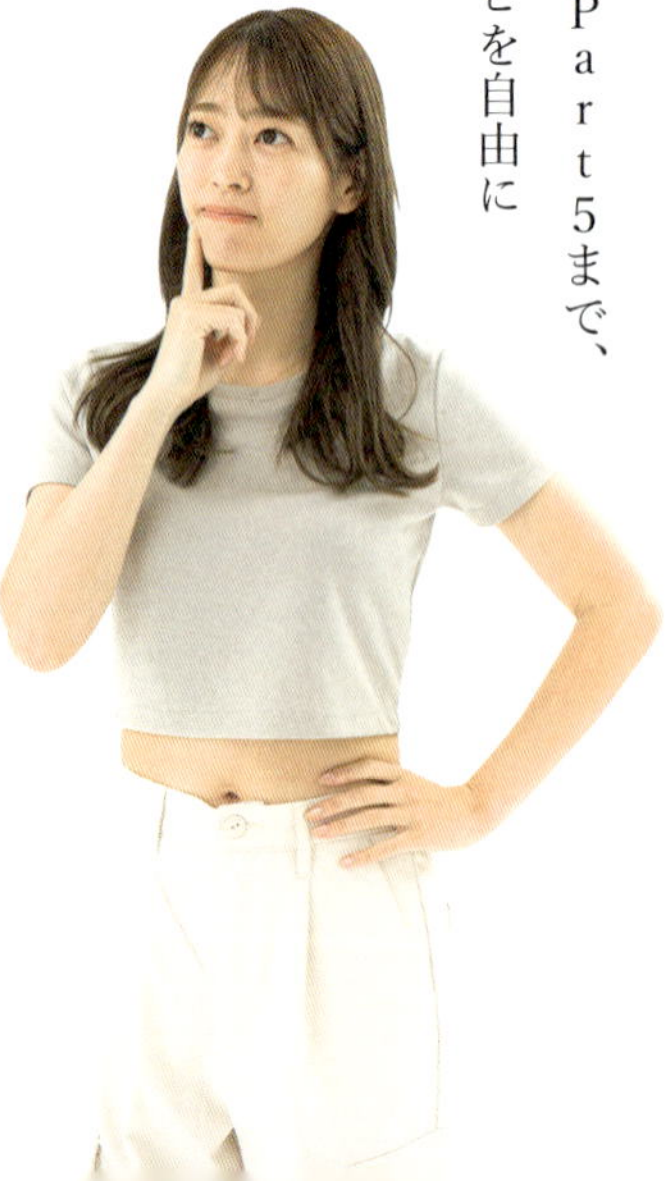

「頑張る期」「維持期」「休息期」におすすめのズルやせレシピ

頑張る期
体調がいいとき・
いいことがあったとき・
天気のいい日
（生理後〜排卵期）

維持期
可もなく不可もない、
ごく普通の体調のとき
（排卵期〜月経期）

休息期
体調が悪いとき・
疲れているとき・
落ち込んだとき・
天気の悪い日
（生理中）

Part 1
大人気！ バズりレシピ BEST10
（30〜41ページ）

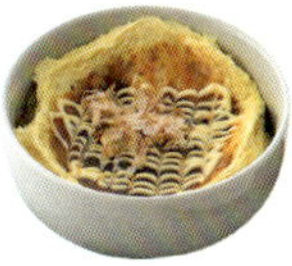

Part 4
**ストイックに
頑張りたい
がっつり燃焼レシピ**
（96〜103ページ）

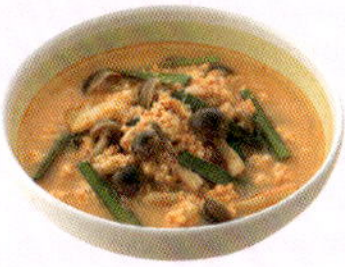

Part 2
**疲れた日でも大丈夫の
手間ほぼゼロレシピ**
（46〜65ページ）

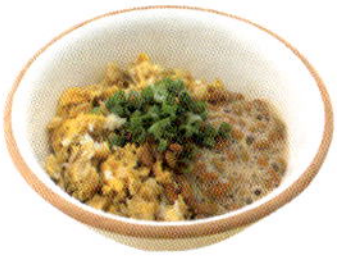

Part 3
**体の中からきれいになれる
代謝アップ＆デトックスレシピ**
（72〜91ページ）

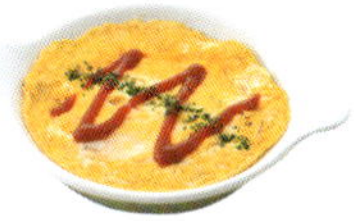

Part 5
**ごほうびデーの
罪悪感なしスイーツレシピ**
（108〜115ページ）

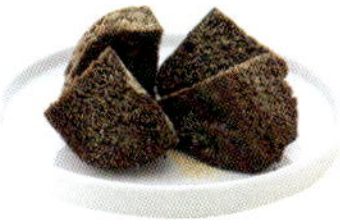

重要なのは朝&夜のルーティン

私は日々「起床後と就寝前をどう過ごすか」を大事にしています。
朝は生き生きと一日を過ごすために、
夜はぐっすり眠って心と体をととのえるために大切な時間。
ダイエットにもプラスの効果が期待できる、
私の朝と夜のルーティンを紹介します。

morning routine
朝

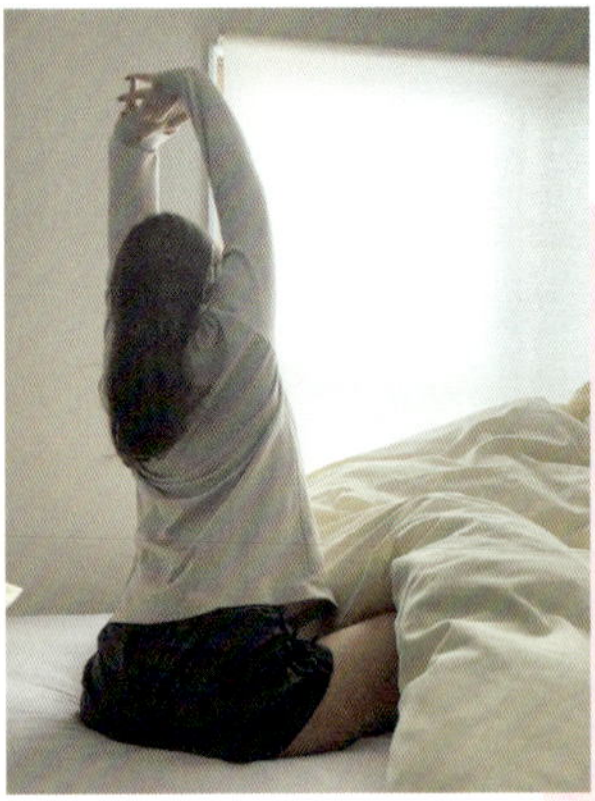

目覚めたら、カーテンをあけて3分間ストレッチ

太陽の光を浴びて、体を目覚めさせます。朝のうちに体を動かすことで、筋肉をほぐし、血流をよくして代謝アップにつなげます。

ストレッチは簡単なものでOK。私は“ラジオ体操もどき”みたいなものをやることもよくあります。

水または白湯を飲む

寝ている間に失われた水分を補給し、同時に腸を目覚めさせてお通じを促します。

私は昼間も飲み物は水を選ぶことが多いです。以前はお茶やコーヒーでしたが、きれいな人はみなさん水を飲んでいるので(笑)、まねをするようになりました。

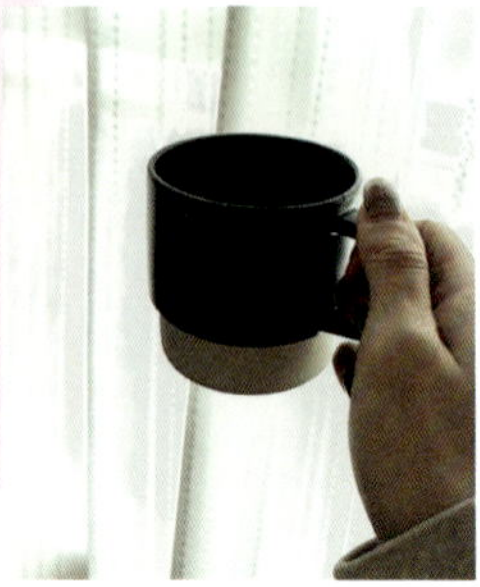

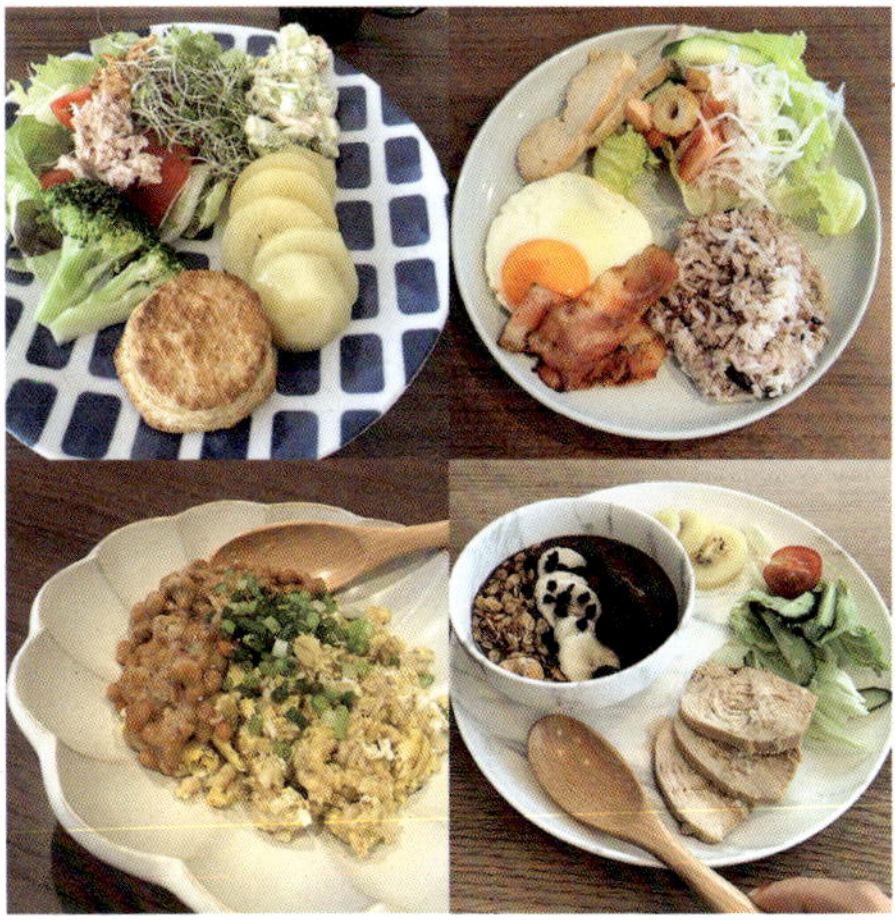

ワンプレートなら洗い物も少なくておしゃれに見えます。46ページのオートミールチャーハンもヘビロテメニュー。

朝食はしっかりとる

日中の活動前に食べれば消費できるので、朝食はしっかり食べます。余裕があればカフェプレートみたいにして、見た目にもこだわります。おかずは前日の残りや作りおきを利用しても。朝食で満足すると、夜の暴飲暴食も防げます。

就寝前の15分はリラックスタイム

部屋の明かりは間接照明かテーブルライトだけにして、パロサントという香木をたきます。ぼーっとしたり、ストレッチをしたりしてゆったり過ごし、スマホも見ません。実は、腸は副交感神経が優位のときに働く臓器。リラックスしてから眠りにつくと、翌朝のお通じが期待できますよ。

night routine

夜

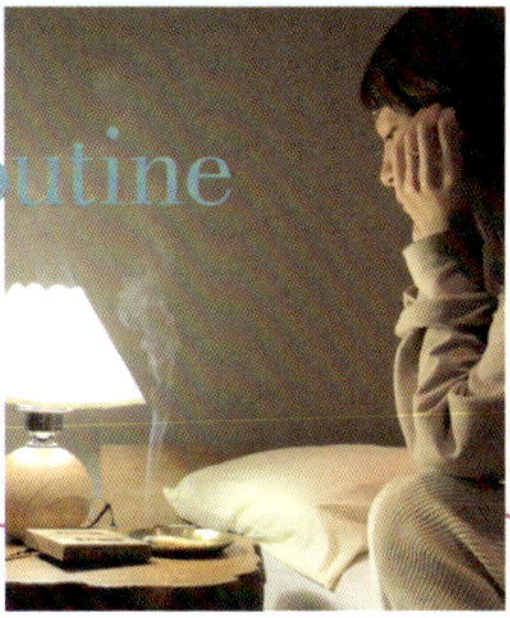

バスタイムは湯ぶねにつかる

シャワーだけではなく湯ぶねにつかります。私は10分くらいはつかるようにしています(熱すぎない40℃前後)。体温を上げて免疫力を高めたり、入眠効果を上げたりなど、入浴にはたくさんのメリットが。入浴後すぐではなく、1時間後くらいの体温で眠りにつくと、ぐっすり眠れます。

みんなの
「ズルやせダイエット」
6人のビフォーアフター

Kikiのズルやせダイエットを実践してくださった
6人のビフォーアフターをご紹介します。
みなさんに共通しているのが、ダイエット中でも
ストレスやつらさがないこと、そして食事をおいしく食べられること。
ダイエットは習慣にして続けることが大切なんです。
ストレスがないことは、続けられるということ。
まさにみなさん、「ズルやせ」を体現されています。
やせることがすべてではないけれど、
理想の自分に近づいて、自分のことを好きになれたら、
きっとこのかたがたのように人生がポジティブに変わります。

健康的にやせて
きれいになったみなさん。
とってもすてきです！

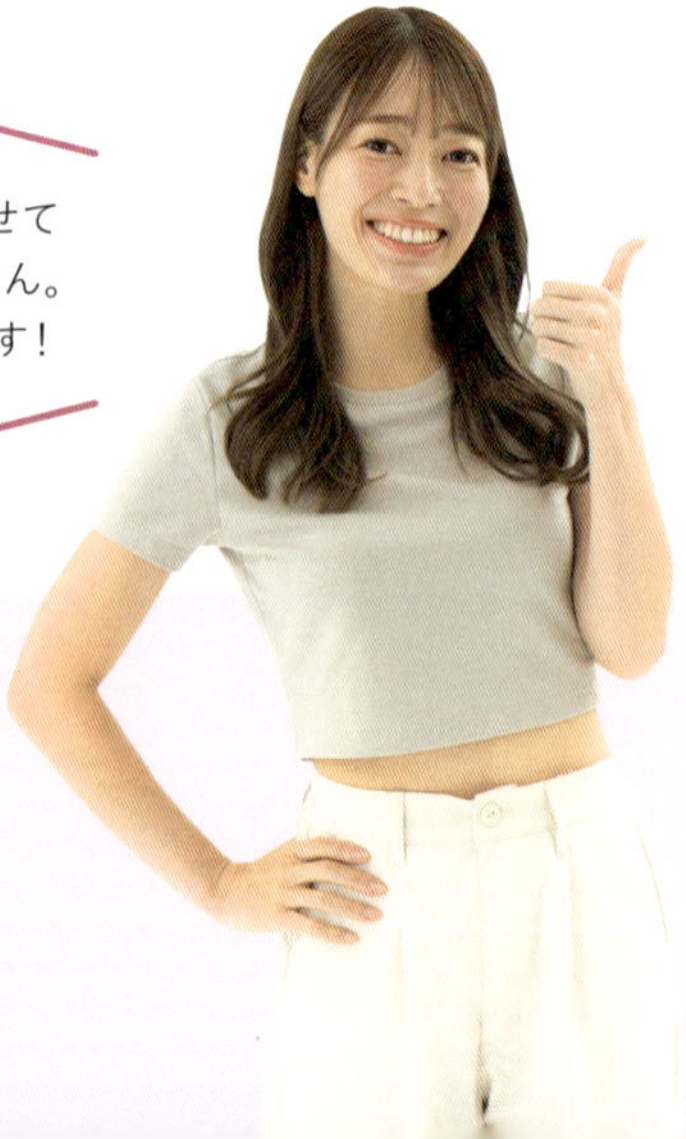

25〜27ページに登場する6人の
年齢は取材時のものです。

ズボンにのっかっていたポッコリおなかが消えた　H・Hさん（44歳）

Before 53.7kg

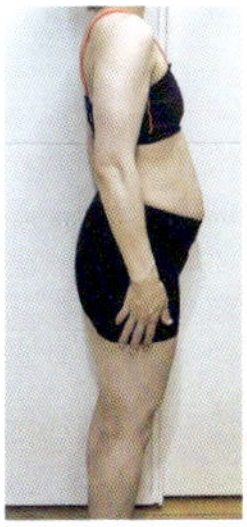

2週間で
－1.0kg

After 52.7kg

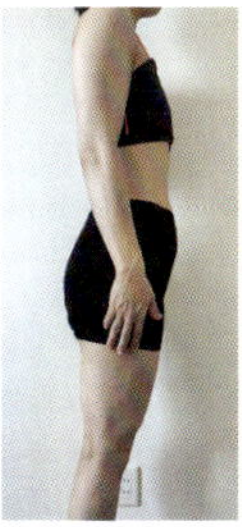

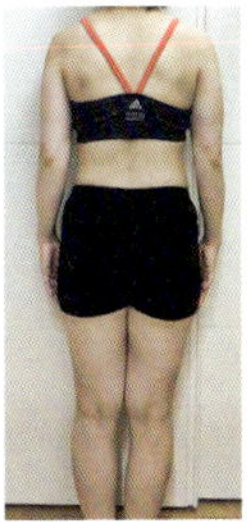

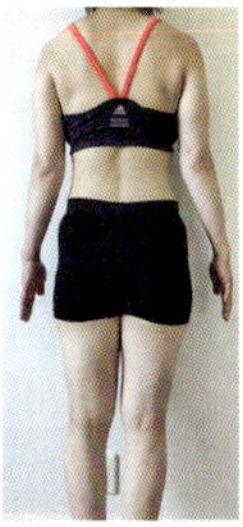

〈ダイエットをはじめたきっかけ〉
4人出産後、家事・育児、仕事に追われ自分はあと回しに……。おなかポッコリ、はけるズボンがなくなってしまいました。

〈どうやってやせたの？〉
Kikiさんのインスタの動画がわかりやすくて、それを参考にダイエット開始。食べ盛りの子どもたちのためにガッツリメニューを作りながら、自分の食事はズルやせレシピにかえました。レンチンレシピがとても簡単で、まったく苦労せず体重を落とすことができました。

〈ダイエット後の変化〉
ズボンにのっかっていたおなかが引っ込み、シャツインの着こなしができるように。子どもたちにも「やせてかわいくなったね」と言ってもらえました。

鶏肉レシピをおいしく食べて9.8kg減　Aさん（38歳）

Before 53.8kg

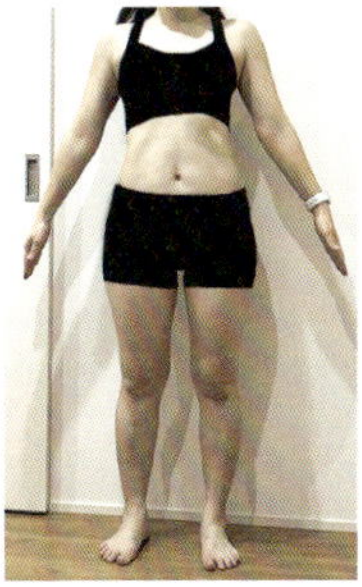

8カ月で
－9.8kg

After 44.0kg

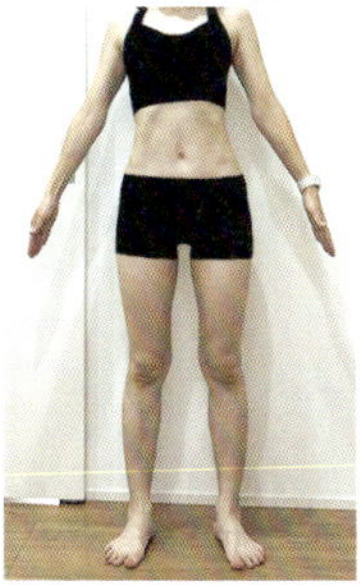

〈ダイエットをはじめたきっかけ〉
在宅勤務＆甘～いドリンクを毎日飲み続けて10kg増。身も心も重くなり、Kikiさんのインスタを見てダイエット開始。

〈どうやってやせたの？〉
ズルやせレシピはどれもおいしいのですが、とくに鶏肉を使ったものは、あまり食べなかった私が好きになったくらい。「レンジ調理で簡単なのにこんなにおいしいの!?」と大発見でした。とん平焼きなどは子どもも気に入り、私の分をとられることも（笑）。ヘルシーでたくさん食べられるのもポイントでした。

〈ダイエット後の変化〉
目標を達成できて、継続する力もつきました。自信がついて苦手だった英語の勉強もスタートし、続けられています。

小さな工夫でゆるーく続けて習慣化　kokoさん（36歳）

Before 47.5kg

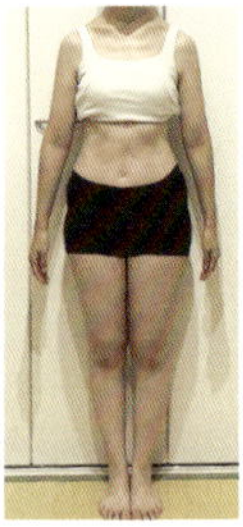

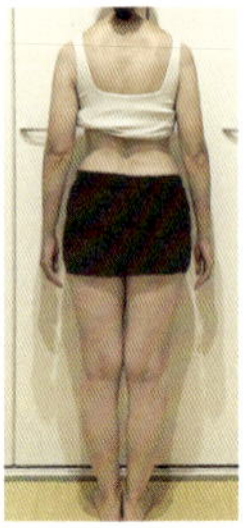

5カ月で
－1.2kg

After 46.3kg

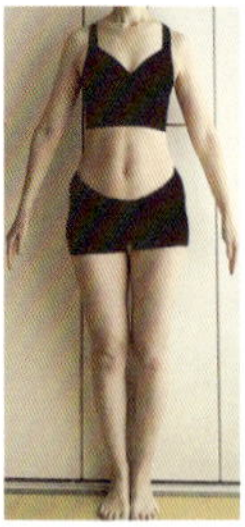

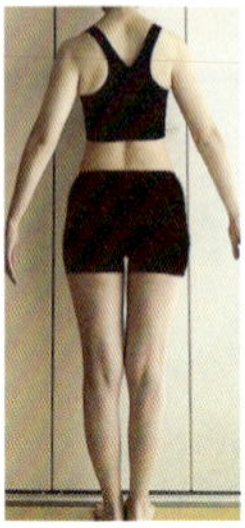

〈ダイエットをはじめたきっかけ〉
キッチンでチョコをひと口！を繰り返していたら、デニムがどんどんきつくなり、自分の写真にショックを受けました。

〈どうやってやせたの？〉
ズルやせレシピは見た目も味も満足感も◎。一度に食べきれないボリュームのものもあり（笑）、そんなときは無理せず次の食事にスライド。家族とは別メニューにしましたが、夕食作りのついでに翌朝のサラダを準備する、ごはんを1食分ずつはかって冷凍する、おやつの時間を決めるなどの工夫で続けられました。

〈ダイエット後の変化〉
服がきれいに着られるようになり、姿勢や歩き方も意識するように。楽しくてつらくない体づくりが習慣化しました。

食事管理アプリで食べることの大切さに気づけた　M･Sさん（50歳）

Before 52.0kg

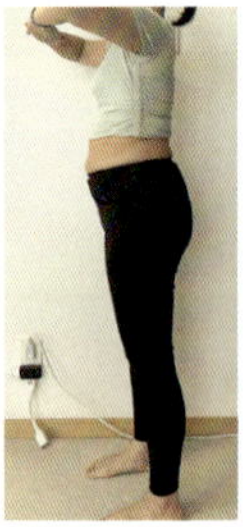

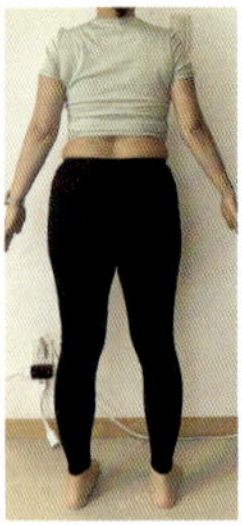

4カ月で
－3.8kg

After 48.2kg

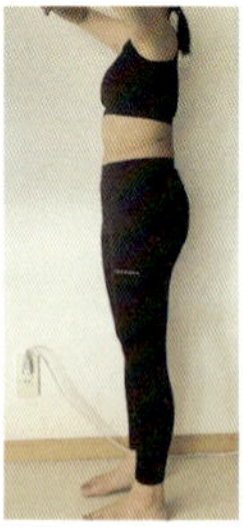

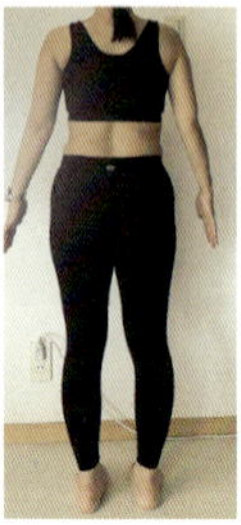

〈ダイエットをはじめたきっかけ〉
年齢が上がるにつれ「代謝が下がっている」と感じていましたが、体脂肪がついに30％を超えてショックを受けました。

〈どうやってやせたの？〉
それまで自分が何をどのくらい食べているかを把握していなかったのですが、食事管理アプリで食べたものを記録しはじめたら、日々の食生活の欠点が浮き彫りに……。最初のうちは記録するのがめんどうでしたが、しっかり、バランスよく食べることの大切さに気づき、自分の食事を見直すことができました。

〈ダイエット後の変化〉
体重が落ちたら運動も楽しくなり、体の調子もよくなって、物事をポジティブに考えられるようになりました。

たった2週間、ストレスフリーでこんなに変わった　A･Sさん(36歳)

Before 56.5kg

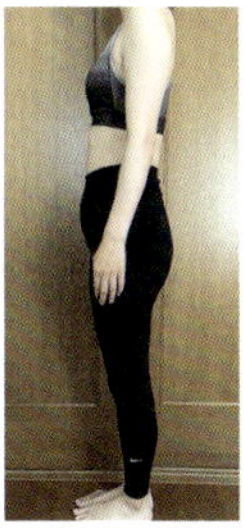

2週間で
－1.4kg

After 55.1kg

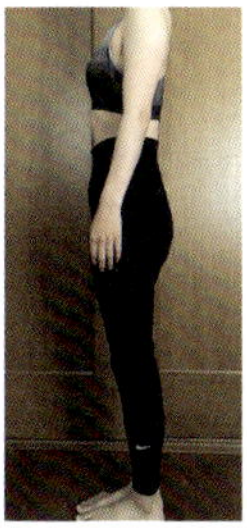

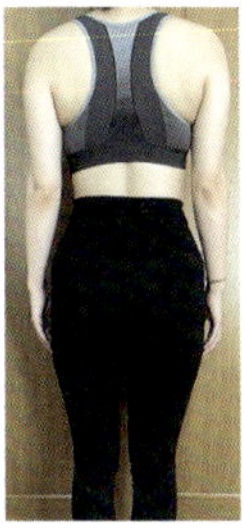

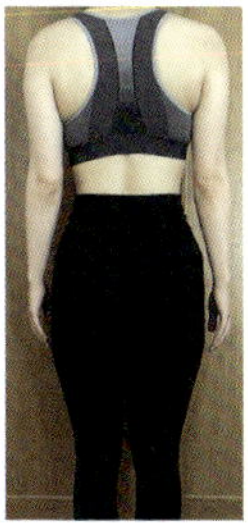

〈ダイエットをはじめたきっかけ〉
出産後体形が戻らず、あれこれ試しても続かず挫折ばかり。でも「やっぱりきれいなママでいたい」と決意しました。

〈どうやってやせたの？〉
食事はズルやせレシピを活用しましたが、間食ゼロはむずかしかったので、低エネルギーのおやつを作ってストレスがたまらないように。ワンオペ育児＆子どものイヤイヤ期でウォーキングなどがなかなかできなかったのですが、あえて少し遠い公園やスーパーまで歩くなど、運動を生活にとり入れる工夫もしました。

〈ダイエット後の変化〉
つらくないのに2週間でここまで変われるなんてびっくり。夫にもほめられて「もっと変わりたい」と思いました。

家族の食卓にもズルやせレシピを活用　akiさん(52歳)

Before 66.1kg

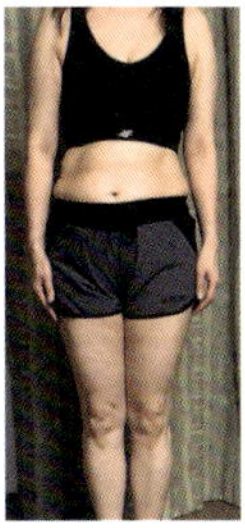

2週間で
－3.0kg

After 63.1kg

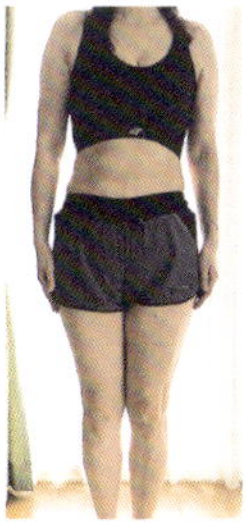

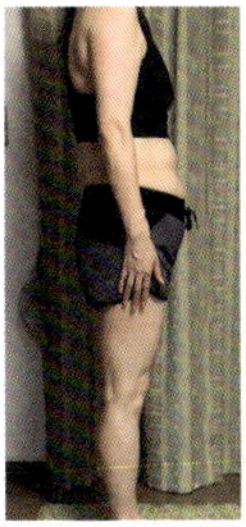

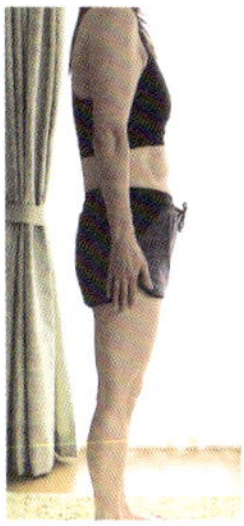

〈ダイエットをはじめたきっかけ〉
いつも「変わりたい」と思いながら一歩を踏み出せずにいましたが、Kikiさんのインスタを見て一念発起しました。

〈どうやってやせたの？〉
食べ盛りの家族がいるので、自分用のメニューはズルやせレシピで別に作りました。忙しいとき、めんどうなときはズルやせメニューを多めに作って家族の食卓に出すこともありました(笑)。また、日常生活の中でも、家事をしながらエクササイズをするなど「ダイエットにつながる行動」を選択する習慣をつけました。

〈ダイエット後の変化〉
長い間変われなかった自分ですが、「やれば変われるんだ！」という大きな自信がつきました。

本書の使い方

◯電子レンジは600Wを基準にしています。500Wを使用する場合は、加熱時間を2割増やしてください。また、機種や使用年数などによって多少異なる場合があります。様子を見ながら加熱してください。

◯小さじ1は5ml、大さじ1は15mlです。

◯少々とは、小さじ1/6未満の分量です。

◯野菜を洗う、皮をむく、石づきをとるなどの手順は省いています。

◯食材には個体差があり、個数は目安です。お手持ちの食材の数や重さがレシピと差のあるときは、重さを優先してください。

◯調味料はとくに指定がない場合は、しょうゆは濃口しょうゆ、砂糖は上白糖を使用しています。

◯各料理に表示されている栄養のデータは、基本的に1食分です。

◯レシピの栄養値は、文部科学省の『日本食品標準成分表2020年版(八訂)』を根拠にしています。
糖質量も同表掲載の「利用可能炭水化物(質量計)」の数値を用いて算出していますが、この数値がない食材は「差引き法による利用可能炭水化物」の数値を用いています。
また、同表に掲載のない市販食品であるコチュジャン、白だし、サイリウムは、商品記載の炭水化物の数値を用いています。

Part 1

大人気！
バズりレシピBEST 10

インスタグラムのフォロワーさんから絶大な支持を得た、
ベスト10レシピを紹介します。
主菜、副菜、おやつなど、ダイエット中の定番としてだけでなく、
ふだんの献立としても大活躍します。

とうふお好み焼き

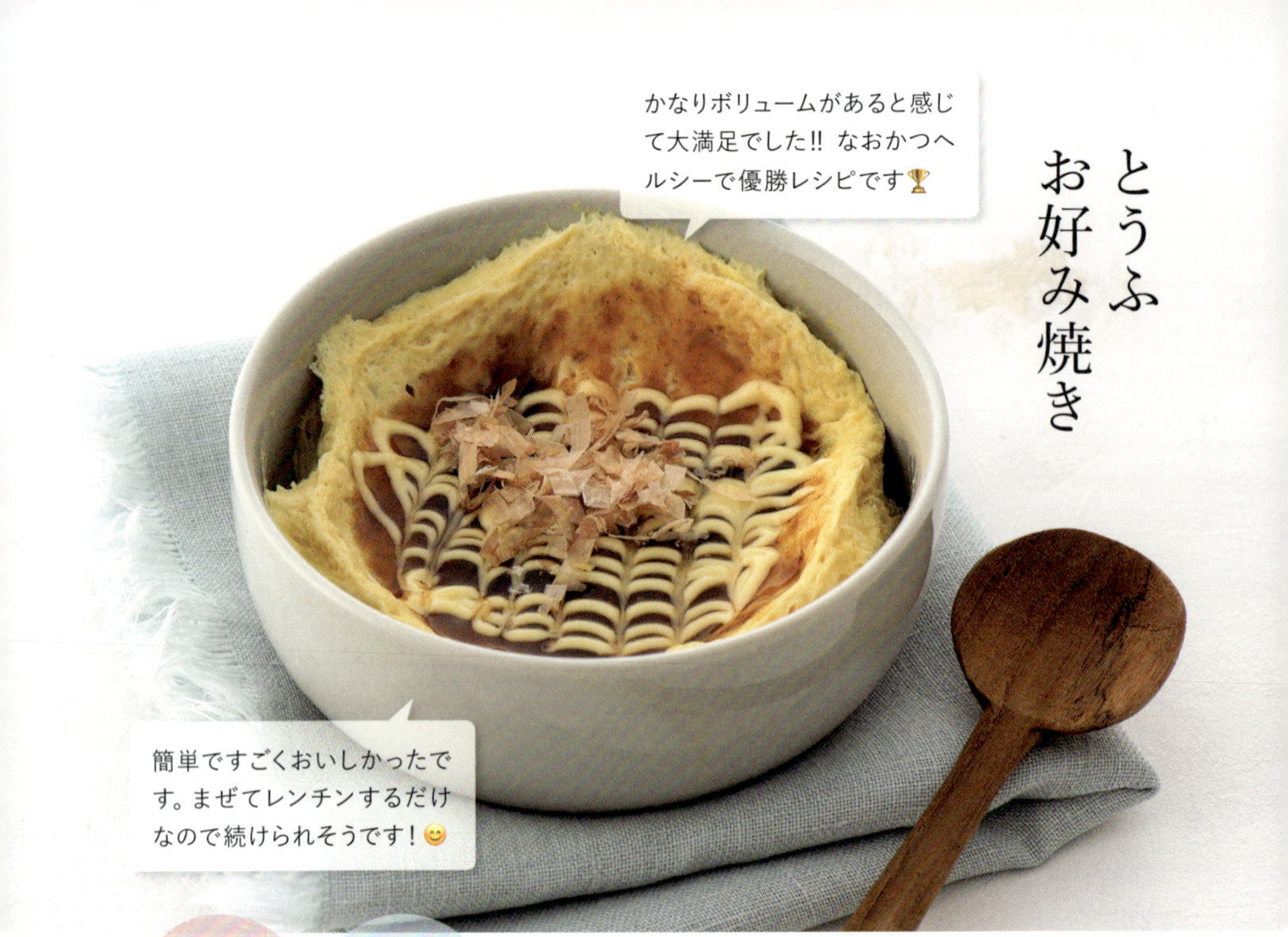
かなりボリュームがあると感じて大満足でした!! なおかつヘルシーで優勝レシピです🏆
簡単ですごくおいしかったです。まぜてレンチンするだけなので続けられそうです！😊

所要時間 12分

レンチン 6分

273kcal

たんぱく質15.8g
脂質18.2g
糖質10.9g

〔材料〕(1食分)

とうふ(絹ごし) — 150g
卵 — 1個
顆粒和風だし — 小さじ1
青ねぎの小口切り — 3g
お好み焼きソース — 大さじ1
マヨネーズ — 大さじ1
かつお節 — 少々

Point　380万回以上再生された大人気レシピ。ボリューム満点で、お好み焼き味なのでとうふっぽさがあまりなく、飽きずに食べられます。

〔作り方〕

1 とうふはキッチンペーパーで包み、耐熱皿にのせ、ラップをかけずに電子レンジで2分ほど加熱する。加熱中に出た水分はとり除く。
2 とうふを耐熱容器に移してよくすりつぶし、卵、顆粒和風だし、ねぎを加えてさらにまぜ合わせる。
＊とうふはフォークや泡立て器を使うとつぶしやすい。
3 ラップをふんわりかけて、電子レンジで4分ほど加熱する。
4 お好み焼きソース、マヨネーズ、かつお節をかける。

しっかり味のピリ辛えのき

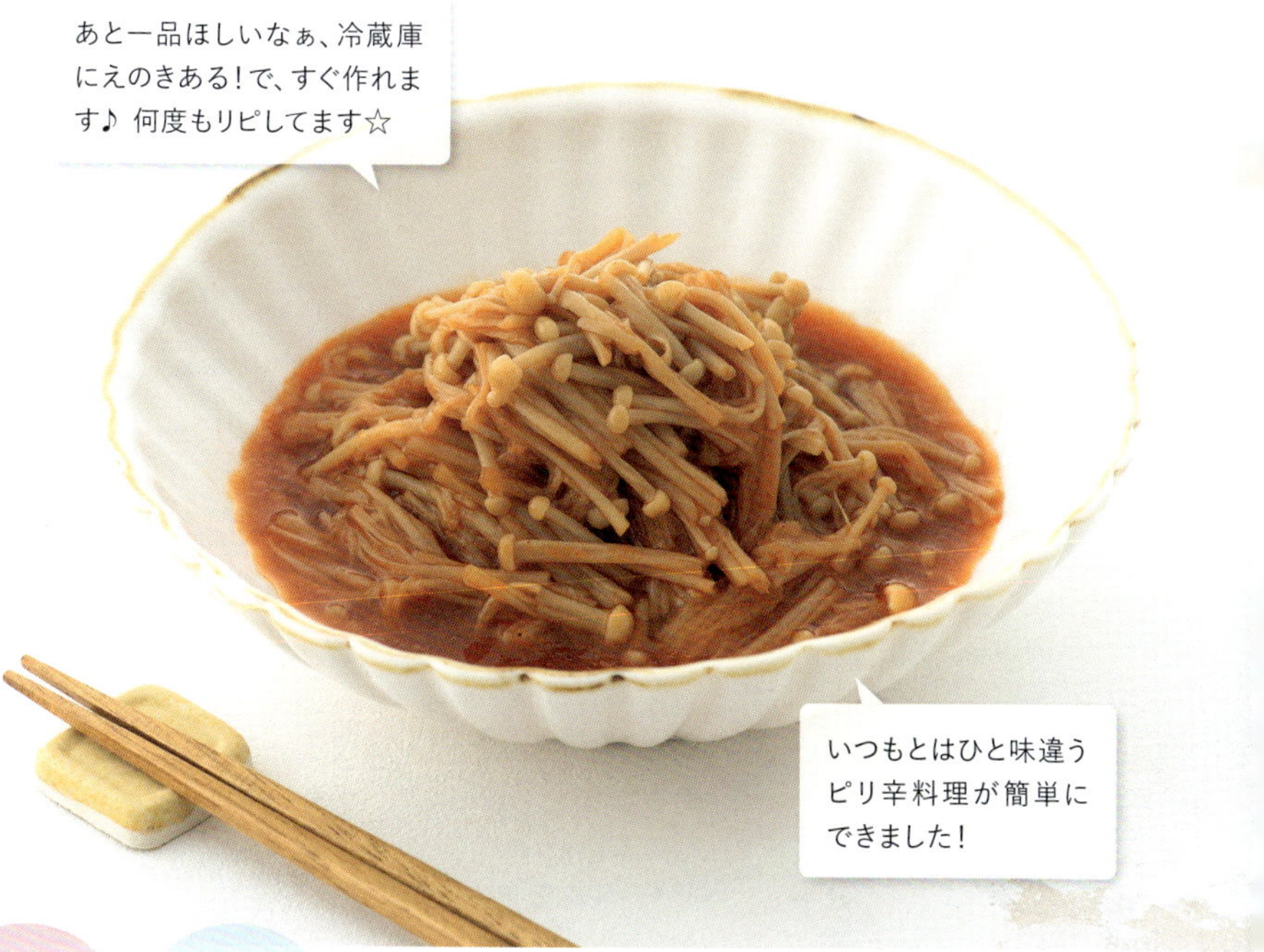
あと一品ほしいなぁ、冷蔵庫にえのきある！で、すぐ作れます♪ 何度もリピしてます☆
いつもとはひと味違うピリ辛料理が簡単にできました！

所要時間 8分

レンチン 5分

240kcal

たんぱく質11.3g
脂質4.4g
糖質38.6g

〔 材料 〕(1食分)

えのきだけ — 2袋(約400g)

A
- 酒 — 大さじ1
- しょうゆ — 大さじ1
- みりん — 大さじ1
- ごま油 — 小さじ1
- コチュジャン — 大さじ1

〔 作り方 〕

1 えのきだけは食べやすい大きさに切る。

2 えのきとAを耐熱容器に入れ、まぜ合わせる。

3 ラップをふんわりかけて、電子レンジで5分ほど加熱する。

Point　食材はえのきと調味料だけ。飽きない味つけでおつまみにもおかずにもなります。えのきの歯ごたえで満足感がアップします。

所要時間
7分

レンチン
3分

246kcal
たんぱく質12.8g
脂質9.4g
糖質24.8g

ココアマグケーキ

めちゃくちゃおいしくて驚きました。ドライフルーツやナッツを入れてもいいかも😍

腹もちがよくて、よけいな間食をせずにすむのでリピしてます！

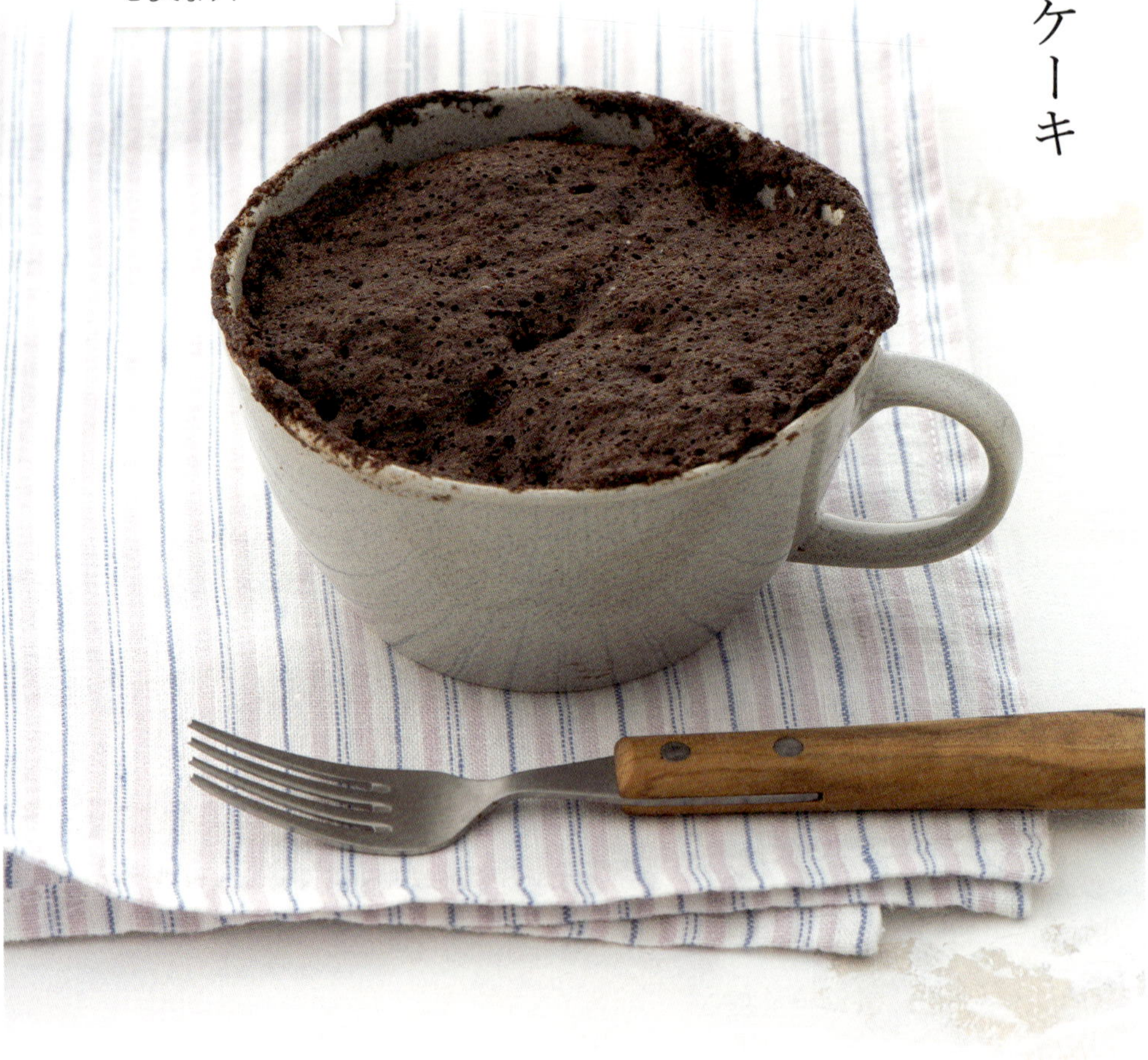

〔 材料 〕(1食分)

おからパウダー — 大さじ3
砂糖 — 大さじ1
ココアパウダー — 大さじ1
ベーキングパウダー — 小さじ1
豆乳(無調整) — 60g
卵 — 1個

〔 作り方 〕

1 材料をすべて耐熱のマグカップ(または耐熱容器)に入れ、よくまぜ合わせる。
2 ラップをかけずに電子レンジで3分ほど加熱する。

Point マグカップの中で材料をまぜ、レンチンでできるスイーツです。「手作りおやつ=むずかしそう」というイメージがひっくり返ります。

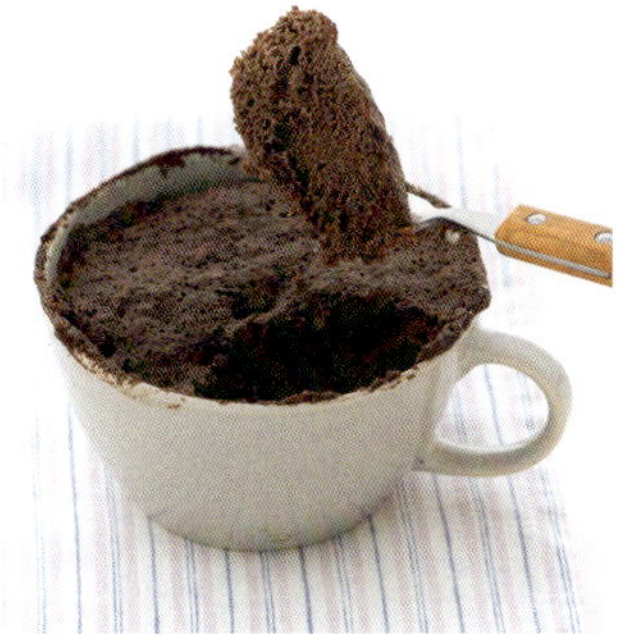

Kiki's Episode

「21時のスイーツ」の魔力

保健師時代に太ってしまった(14ページ参照)原因のひとつは「21時のスイーツ」でした。当時の私は仕事がとても忙しく、毎日のように帰りにコンビニでスイーツを買って帰るのが唯一のストレス発散だったのです。

それがクセになり、夜遅くなるとスイーツ用のおなかが減るんです。食べちゃいけないとわかっているのに、食べないとストレスがたまるという悪循環でした。

ダイエット中にスイーツをきっぱりやめるのはむずかしいですよね。このケーキなら、小麦粉やバターを使わないので罪悪感もありません。「21時のスイーツ」の魔力にあらがえないときにおすすめです。

大好きなはるさめサラダ

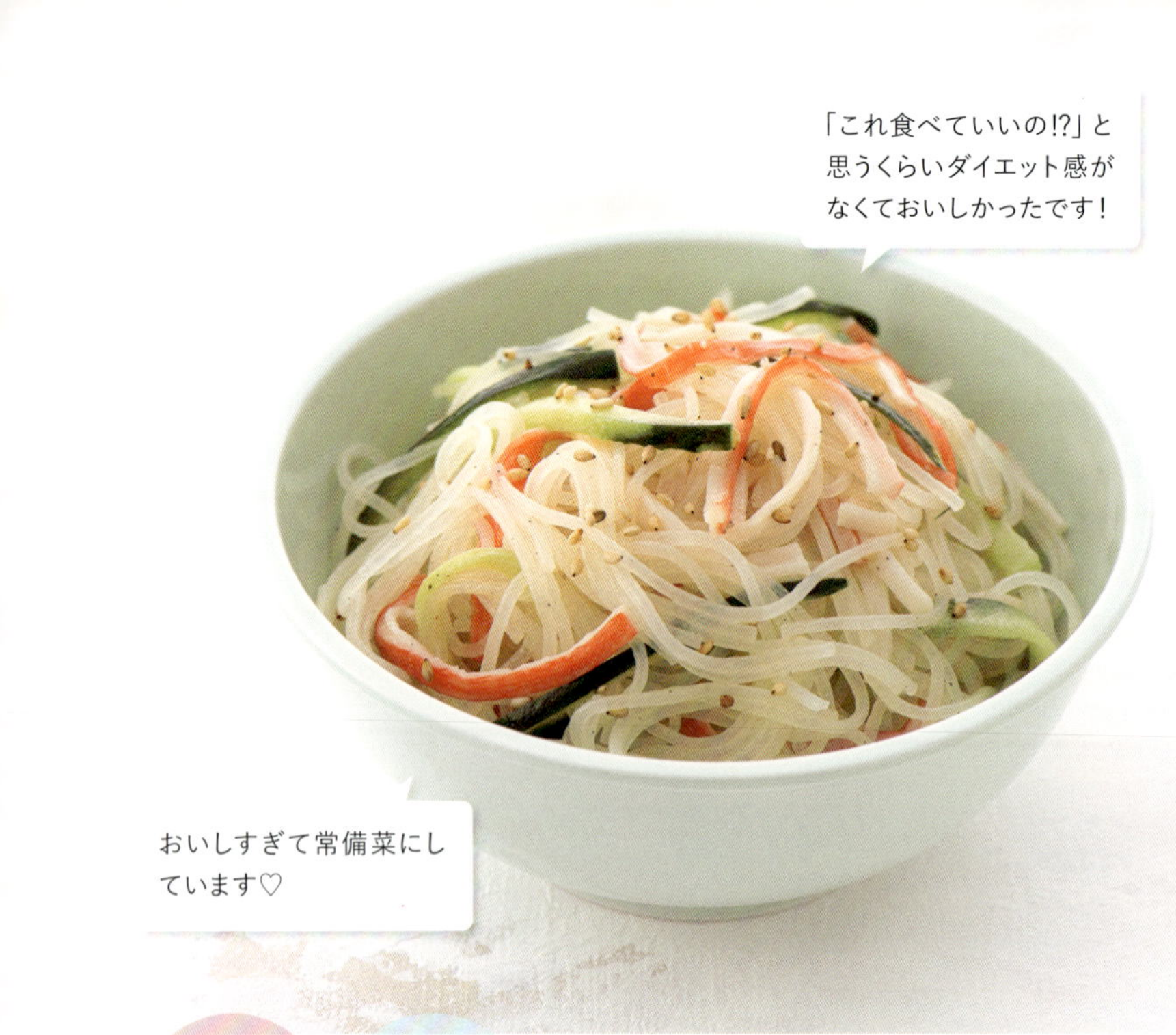
「これ食べていいの!?」と思うくらいダイエット感がなくておいしかったです！
おいしすぎて常備菜にしています♡

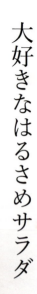

所要時間 7分

レンチン 3分

320kcal

たんぱく質8.4g
脂質13.4g
糖質40.2g

〔材料〕(1食分)

はるさめ — 40g
水 — 200ml
きゅうり — 30g
かに風味かまぼこ — 4本(1本15g)
A | 鶏ガラスープのもと — 小さじ1
ごま油 — 小さじ1
マヨネーズ — 大さじ1
こしょう — 少々
いり白ごま — 少々

〔作り方〕

1 きゅうりは細切りにし、かに風味かまぼこは裂いておく。
2 平たい耐熱容器にはるさめと水を入れ、ラップをふんわりかけて電子レンジで3分ほど加熱する。
3 きゅうり、かに風味かまぼこ、Aを加えてまぜ合わせ、ごまを振る。

Point　130万回再生されたKikiレシピ初のバズレシピ。万人受けする味で、私も大好きです。冷蔵庫で冷やしてもおいしいですよ。

ピリ辛はるさめチャプチェ

偏食のある子どもも「おいしい〜」って食べてくれました🥰 Kikiさんのレシピは家族で大好きです♡

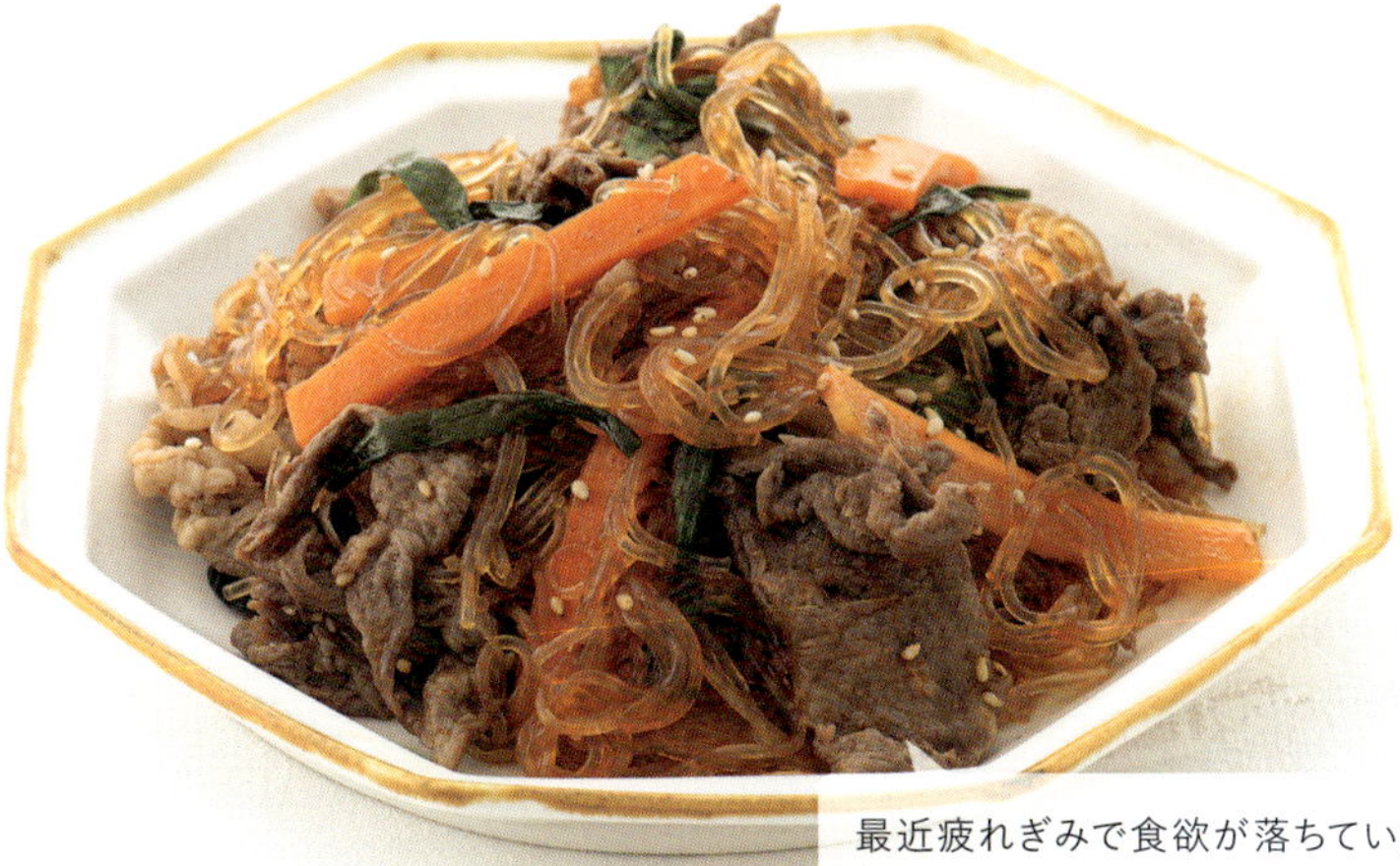

最近疲れぎみで食欲が落ちていた父が喜んで全部食べてくれました♡うれしかったです🤭

所要時間
10分

レンチン
4分

463kcal

たんぱく質12.8g
脂質16.7g
糖質65.9g

〔材料〕(1食分)

はるさめ — 50g
にんじん — 20g
にら — 10g
牛こまぎれ肉 — 60g
A | 水 — 100ml
　| みりん — 大さじ1
　| しょうゆ — 大さじ1
　| コチュジャン — 大さじ1
いり白ごま — 小さじ1

〔作り方〕

1 にんじんは細切りに、牛肉、にらは食べやすい大きさに切る。
2 Aを平たい耐熱容器に入れ、まぜ合わせる。
3 はるさめ、にんじん、にら、牛肉を加えて軽くまぜ、ラップをふんわりかけて電子レンジで4分ほど加熱する。
4 ごまを加えて軽くまぜ合わせる。

Point　チャプチェだってフライパンなしで作れます。疲れたとき、元気を出したいときにおすすめのピリ辛味です。

所要時間
7分

レンチン
4分

267kcal

たんぱく質 14.8g
脂質 18.1g
糖質 11.9g

もやしで作るとん平焼き風

おいしい・安い・簡単・ヘルシーでリピ確定となりました✨

これをレンジで作れるのがすごい！ しかもめちゃくちゃおいしかったです♡

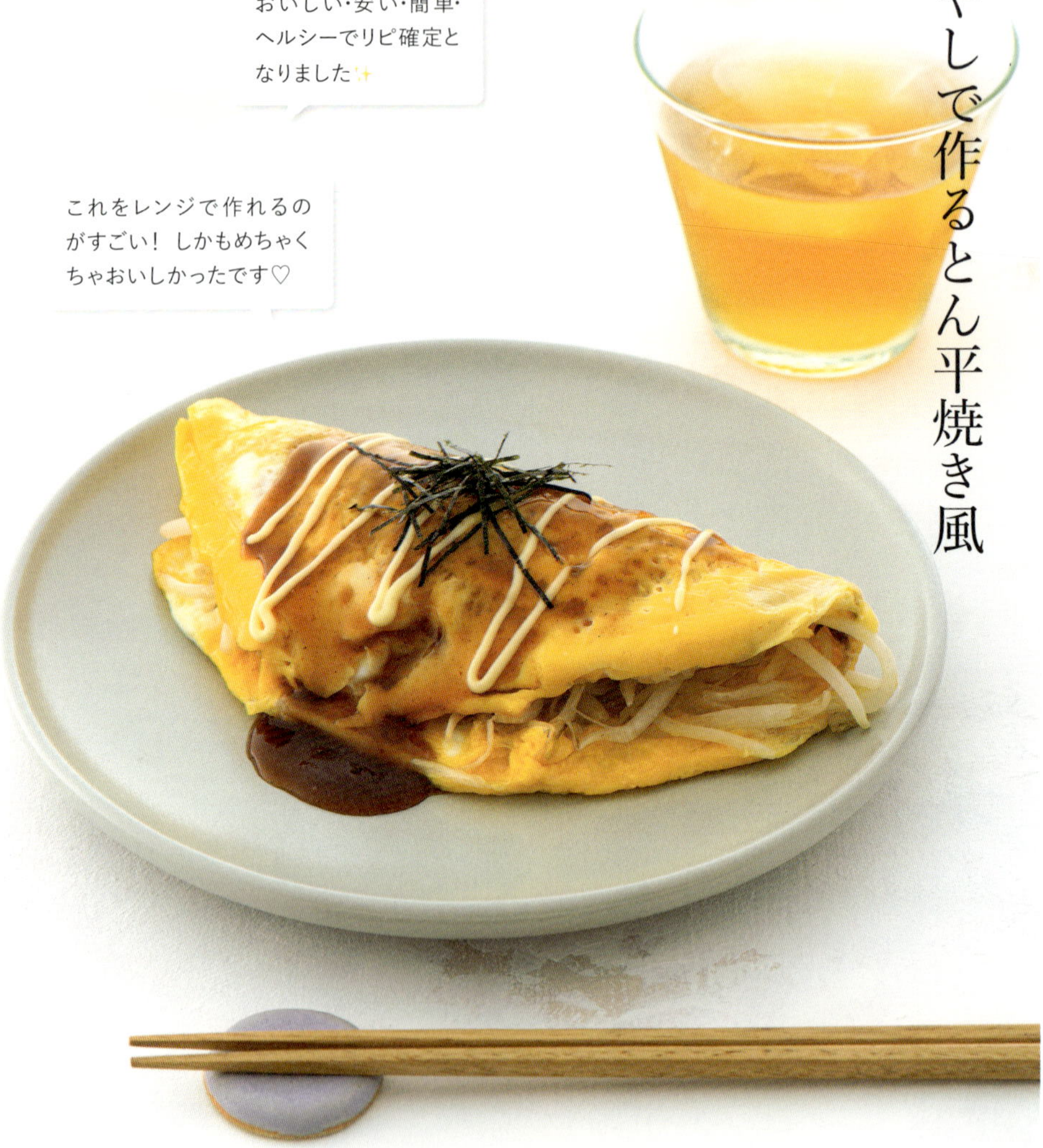

〔 材料 〕(1食分)

卵 — 2個

もやし — ½袋(100g)

お好み焼きソース — 大さじ1

マヨネーズ — 大さじ1

刻みのり — 少々

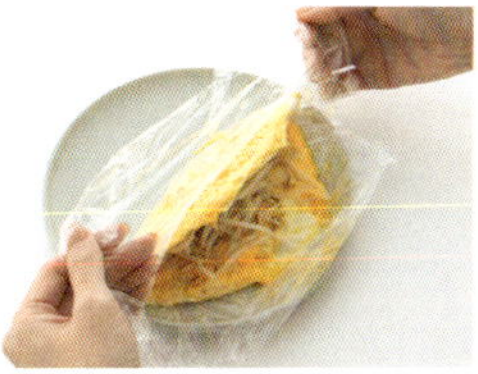

作り方3
皿の上でラップごと半分に折って形をととのえる。

〔 作り方 〕

1 平たい耐熱皿にラップを敷き、といた卵を流し入れて半分だけにもやしをのせる。

2 ラップをかけずに、電子レンジで4分ほど加熱する。

3 ラップごと半分に折り、半円の形にする。

4 ラップをはずし、お好み焼きソース、マヨネーズ、刻みのりをかける。

Point　豚肉を使わない、とん平焼き風。お皿は少し縁の高さがあるものがおすすめ。

Kiki's Episode

マヨネーズだってOK

ダイエット中は、野菜中心のメニューにして、調味料にも気をつけて……が常識ですよね。とくに「マヨネーズなんて絶対にダメ！」と考えている人も多いと思います。私もそうでした。

でも、マヨネーズだって、たっぷり使わなければ、それだけで太るわけじゃない。そのことに気づいてからは、マヨネーズを使うことへの罪悪感がなくなりました。

このとん平焼きは見た目もボリューミーで「ダイエット中にこんなの食べていいの？」と思うかもしれません。でも、いいんです。

最後にかけるマヨネーズとソースでおいしく食べ、心を満足させる。それが大事です。

揚げないポテトチップス

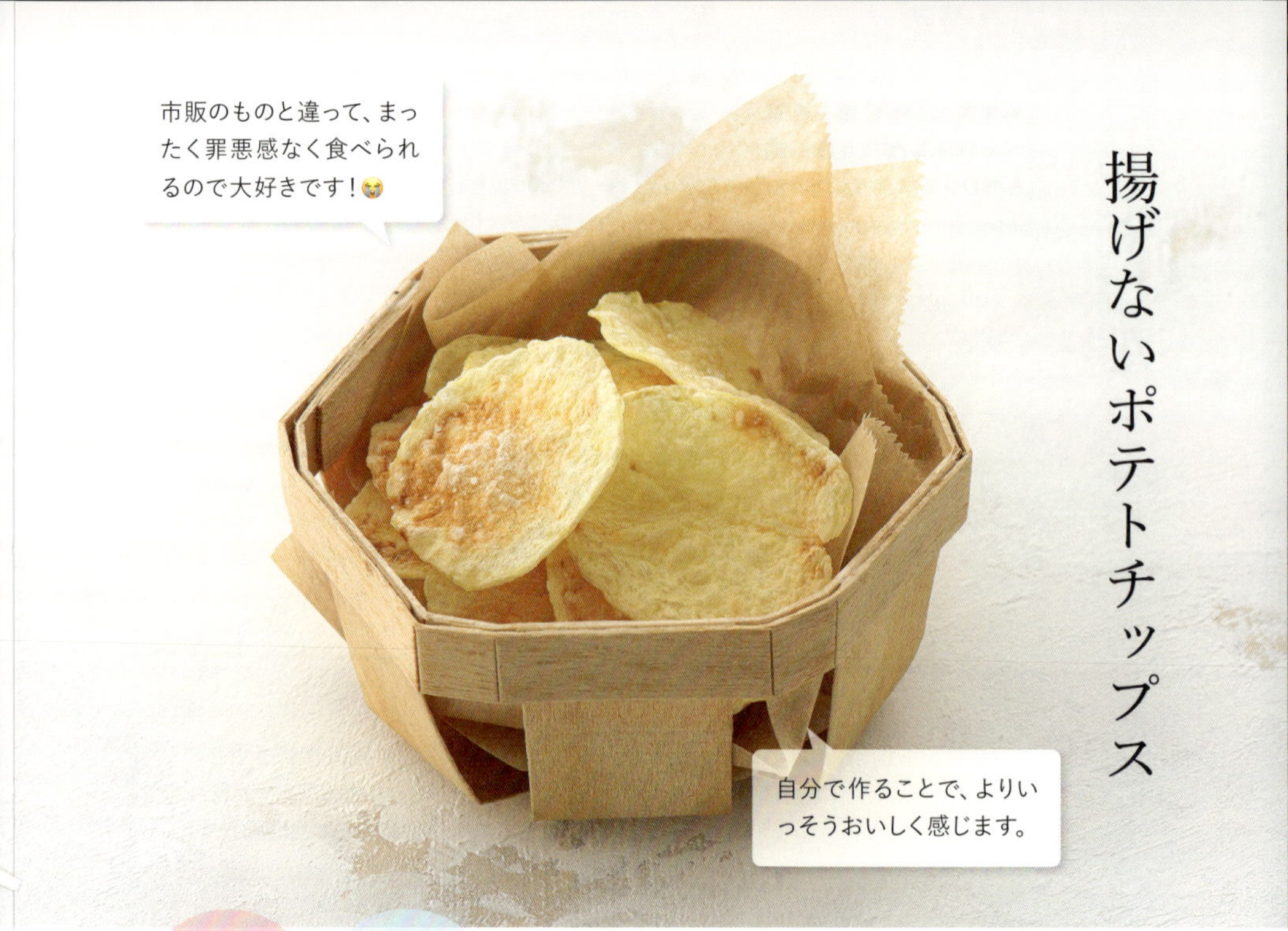
市販のものと違って、まったく罪悪感なく食べられるので大好きです！😭
自分で作ることで、よりいっそうおいしく感じます。

所要時間 15分

レンチン 2分

80kcal

たんぱく質2.4g
脂質0.0g
糖質11.5g

〔材料〕(1食分)

じゃがいも ―1個

塩 ― 少々

〔作り方〕

1 じゃがいもは1mmの薄さに切る(スライサー使用がおすすめ)。
2 ボウルに水を入れ、じゃがいもを5分ほど浸す。
3 キッチンペーパーなどで水けをとる。
4 耐熱皿にクッキングシートを敷いて、じゃがいもを並べて塩を振る。
5 ラップをかけずに電子レンジで1分ほど加熱し、ひっくり返して再度電子レンジで1分ほど加熱する。

Point 罪悪感ゼロのポテトチップス。私は市販のポテチよりもこちらのほうが好きです。さつまいもでも作れます。

ピザ風味のチーズささ身

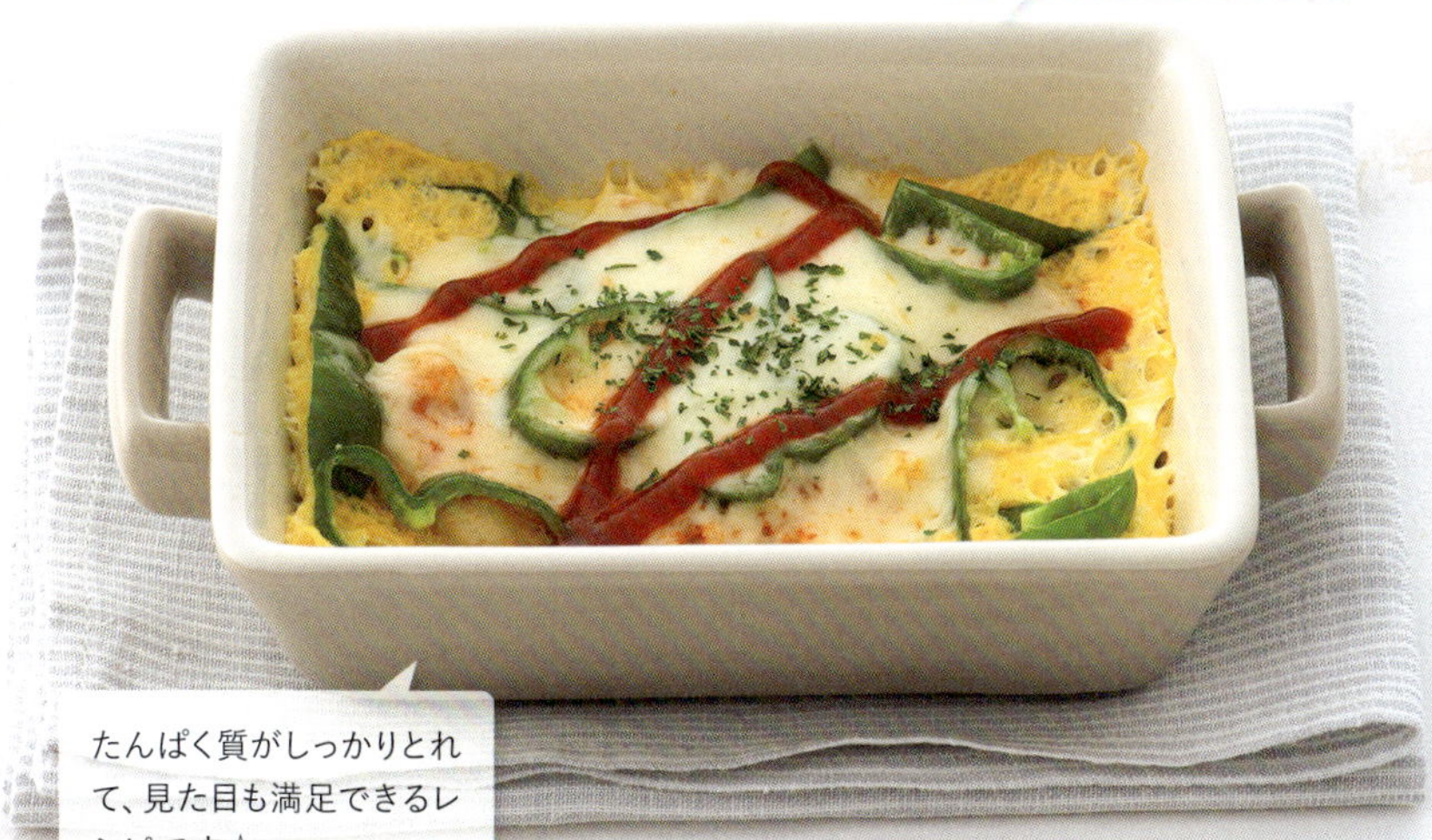
ささ身って便利でダイエットの味方ですね。
たんぱく質がしっかりとれて、見た目も満足できるレシピです☆

所要時間
15分

レンチン
7分

296kcal
たんぱく質37.7g
脂質13.0g
糖質10.9g

〔材料〕(1食分)

鶏ささ身 — 2本
トマトケチャップ — 小さじ1
卵 — 1個
ピーマン — 1個
酒 — 小さじ1
ピザ用チーズ — 30g
トマトケチャップ(仕上げ用)
— 小さじ2
ドライパセリ — 少々

Point　ささ身と卵で低エネルギー&高たんぱく質を実現。焼き目をつけたい場合は、トースター(200℃・約10分)で焼く。

〔作り方〕

1 ささ身は筋をとり、熱が通りやすいように数カ所穴をあけておく。
2 ささ身を耐熱容器に並べ、酒を振り、ラップをふんわりかけて電子レンジで4分ほど加熱する。
3 2にケチャップをまんべんなく塗り、といた卵を回し入れ、輪切りにしたピーマン、チーズをのせる。
4 ラップをふんわりかけて、電子レンジで3分ほど加熱する。
5 ケチャップをかけ、ドライパセリを振る。

レンチン待ちでやせちゃおう 1
らくらくきれいな脚になる

脚の疲れもとれる「ふくらはぎ伸ばし」

背筋を伸ばして立ち、片方の脚をひざを伸ばしたまま後ろに引く。もう一方の脚は、ひざを軽く曲げる。このまましばらくキープ。反対側も同様に行う。

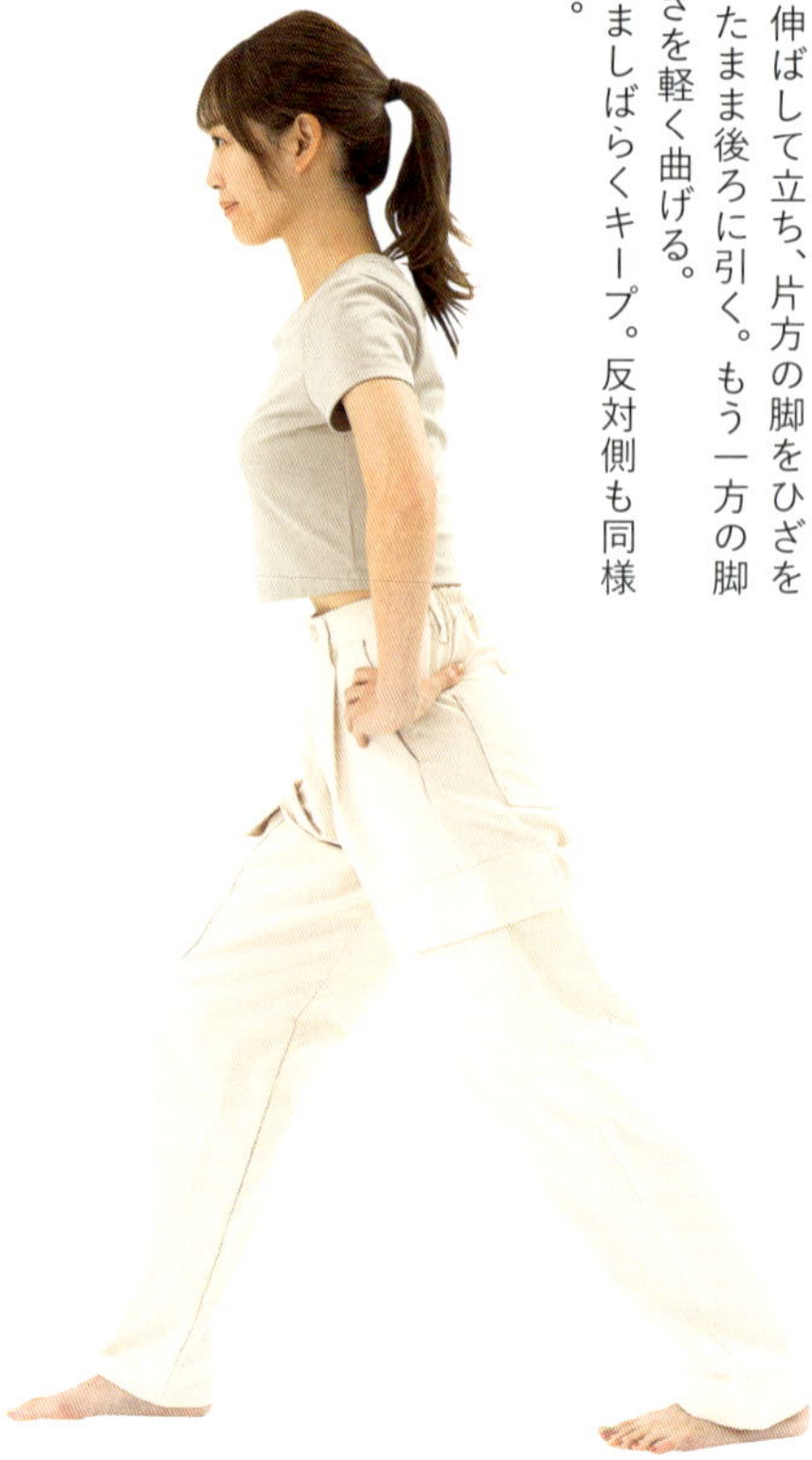

ズルやせレシピは「レンチン」が基本です。レンジ調理は手間なしがメリットですが、3分、5分などの加熱時間を有効に利用した「ズルトレ」を紹介します。

「ふくらはぎ伸ばし」でストレッチすれば脚の疲れがとれ、しなやかな体づくりに役立ちます。さらに「つま先立ちキープ」は体幹や脚全体（とくにふくらはぎ）を鍛え、全身の血流をよくする効果があります。

このように、ちょっと体勢を変えるだけでも、りっぱなエクササイズになります。

毎日の習慣にしてしまえば、少しずつ効果があらわれます。「継続は力なり」です。

レンジ調理の間だけ「つま先立ちキープ」

1
背筋を伸ばして立つ。

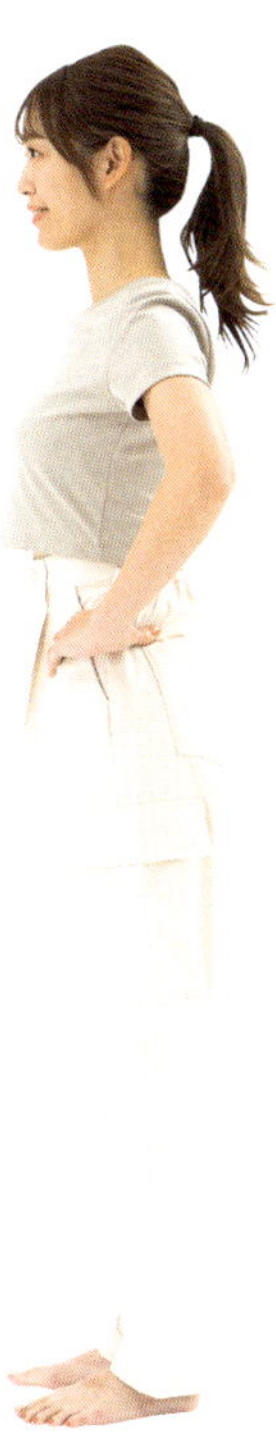

2
背筋を伸ばしたままゆっくりかかとを上げ、60秒を目標にキープする。

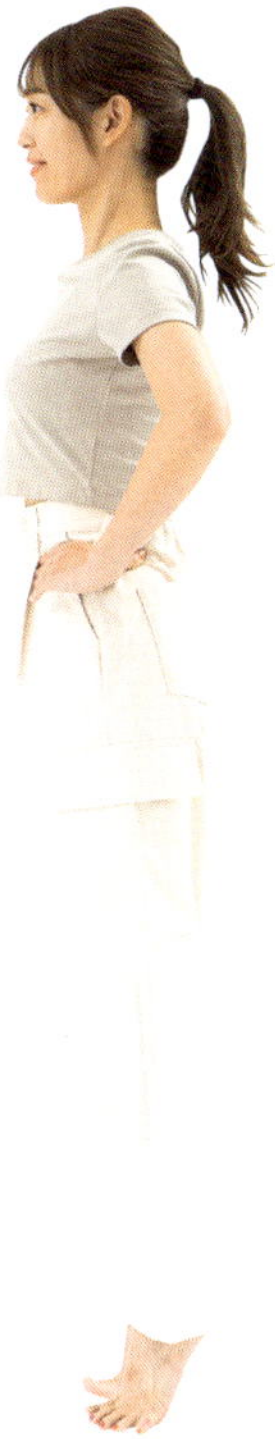

※不安定な場合は、手を壁やイスなどについて支えにしてください。

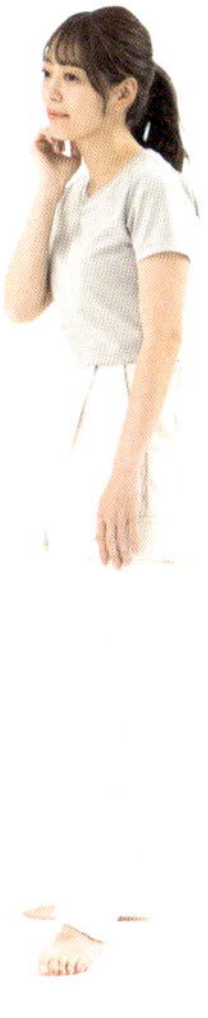

これは
NG!

レンチン待ちの時間って、ついこんな姿勢になりがちですよね。私もあるとき鏡に映った自分を見て……、「これじゃダメだ」ってハッとしました。

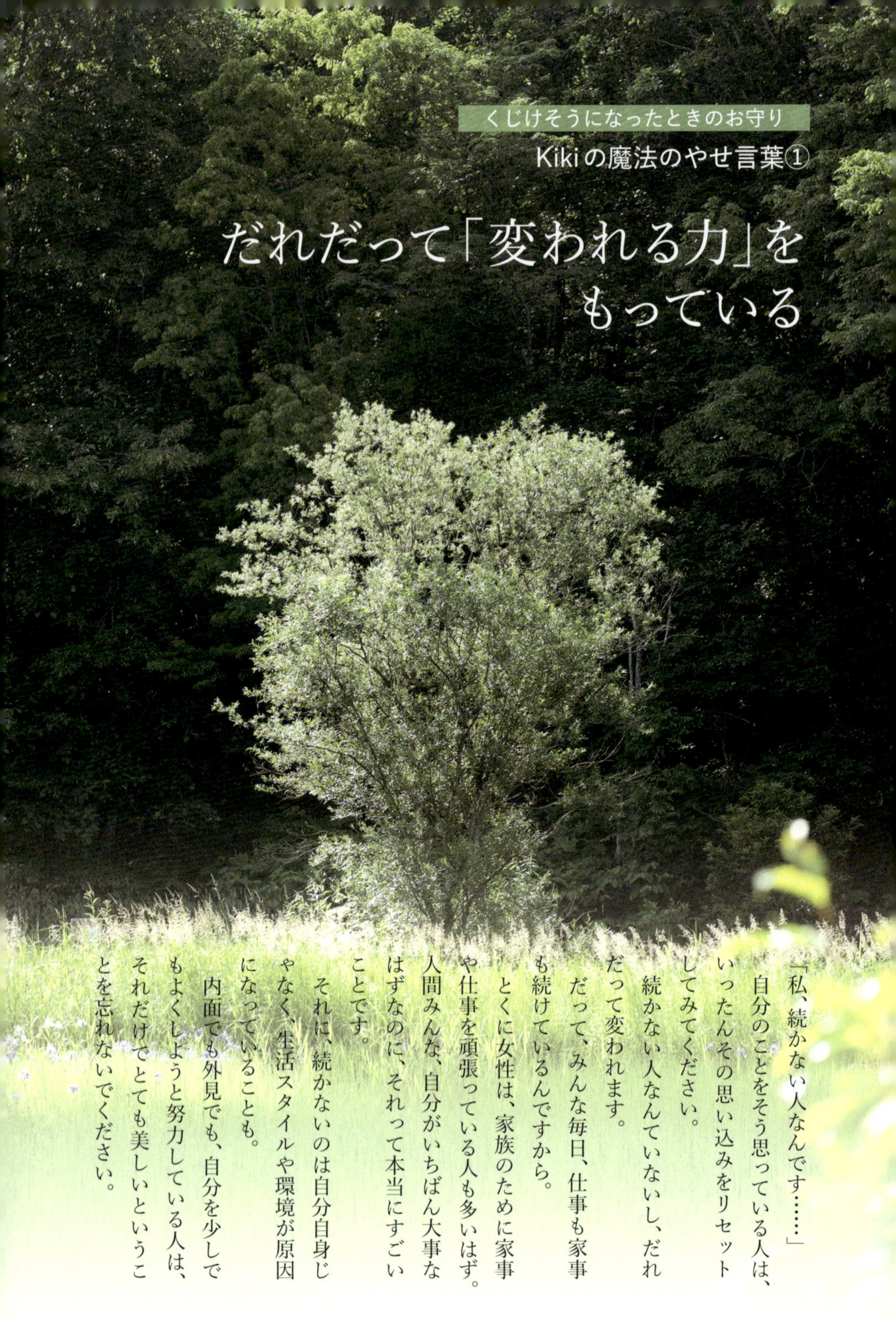

くじけそうになったときのお守り

Kikiの魔法のやせ言葉①

だれだって「変われる力」をもっている

「私、続かない人なんです……」

自分のことをそう思っている人は、いったんその思い込みをリセットしてみてください。

続かない人なんていないし、だれだって変われます。

だって、みんな毎日、仕事も家事も続けているんですから。

とくに女性は、家族のために家事や仕事を頑張っている人も多いはず。人間みんな、自分がいちばん大事なはずなのに、それって本当にすごいことです。

それに、続かないのは自分自身じゃなく、生活スタイルや環境が原因になっていることも。

内面でも外見でも、自分を少しでもよくしようと努力している人は、それだけでとても美しいということを忘れないでください。

Part 2

疲れた日でも大丈夫の手間ほぼゼロレシピ

疲れた日、忙しい日は調理に時間や手間をかけたくないもの。
そんなときでも最低限の工程で完成するダイエットレシピです。
手間をかけなくても低エネルギーでおいしいから、
体も心も満足できます。

所要時間
6分

レンチン
3分

276kcal

たんぱく質17.5g
脂質12.0g
糖質22.1g

はじまりのオートミールレンジチャーハン

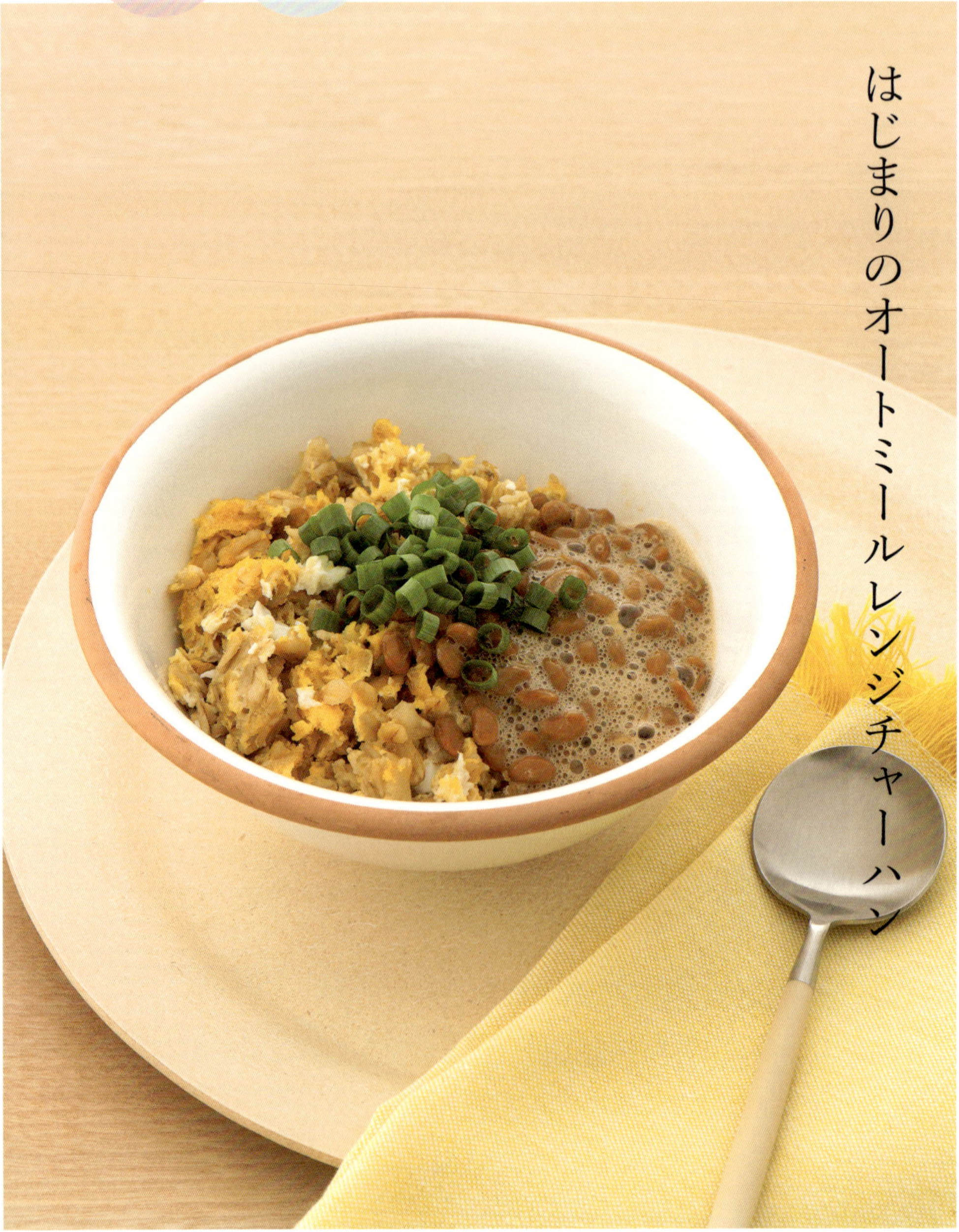

〔材料〕(1食分)

オートミール(ロールドオーツ) — 30g
水 — 30ml
卵 — 1個
A 鶏ガラスープのもと — 小さじ½
　しょうゆ — 小さじ½
　ごま油 — 小さじ½
納豆 — 1パック
青ねぎの小口切り — 少々

〔作り方〕

1 耐熱容器にオートミールと水を入れてまぜ合わせ、ラップをふんわりかけて電子レンジで1分ほど加熱する。
2 一度とり出して卵、Aを加えてまぜ合わせ、ラップをふんわりかけて再度電子レンジで2分ほど加熱する。
3 軽くほぐし、付属のたれを入れてまぜた納豆、ねぎをのせる。

Point　食物繊維やミネラルがたっぷりのオートミール。私がオートミールを好きになった思い出のレシピで、フォロワーさんにも大人気です。

Kiki's Episode

レシピ作りのきっかけに

オートミールって、食べ方もよくわからないし、かってに「あまりおいしくなさそう」と思い込んでいました。でも、とてもすてきな知人がオートミールを食べていると聞き、まねして買ってみたんです。そこからオートミールの食べ方をいろいろ調べて、アレンジして完成したのがこのレシピ。

そのころの私は仕事で疲れきっていて「料理なんてめんどう」と思っていたのですが、簡単だし、レンジでできるし、しかもおいしくて満足感がある。「料理はむずかしく考えなくていい。簡単にできるんだ」と目からウロコが落ちました。レンチンでのレシピ作りをはじめるきっかけにもなりました。

メインになる豚バラえのき

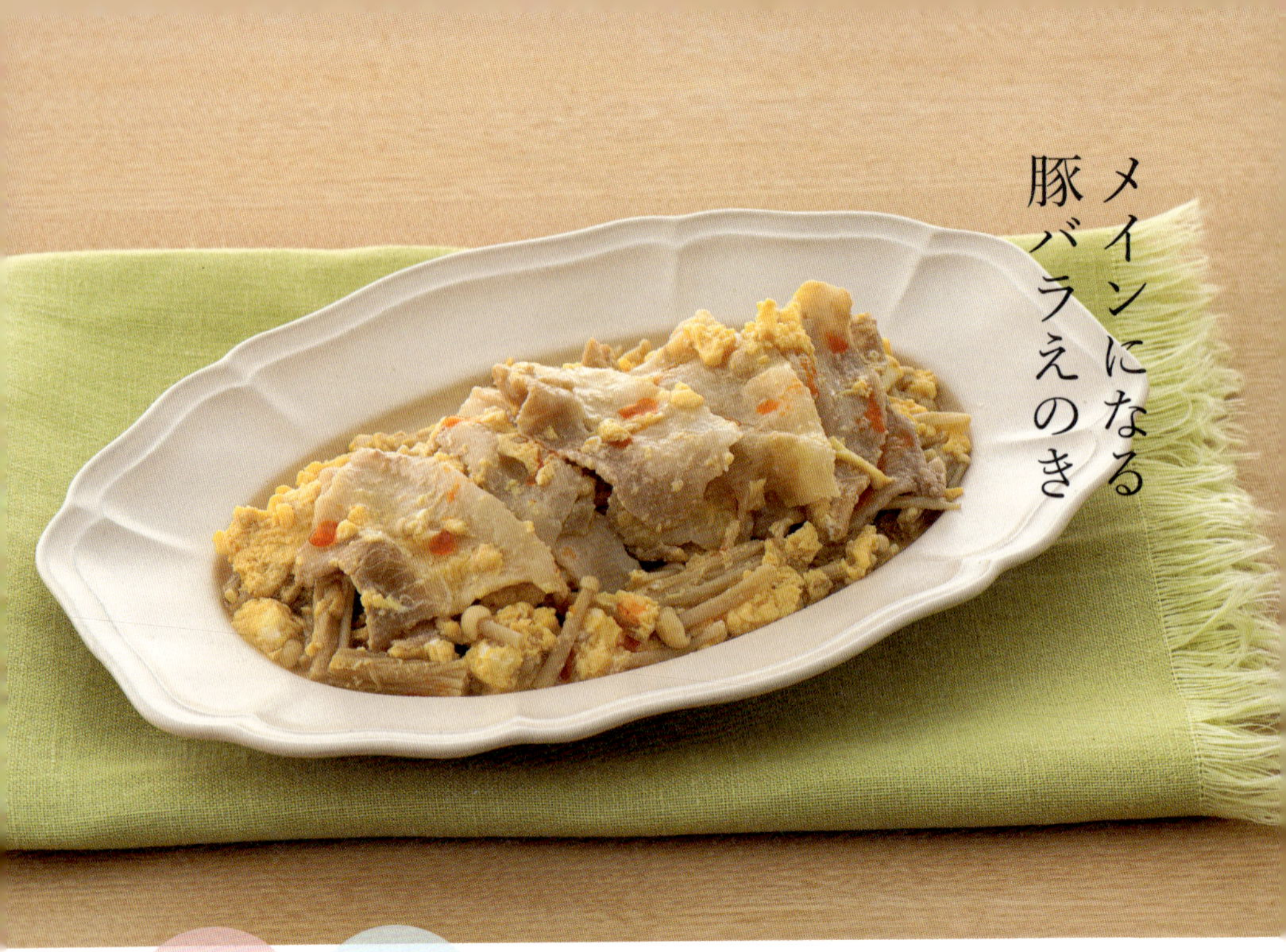

所要時間 12分

レンチン 4分

426kcal

たんぱく質21.4g
脂質33.2g
糖質12.3g

〔 材料 〕(1食分)

豚バラ肉 ― 80g
えのきだけ ― ½袋(約100g)
卵 ― 1個
A | 水 ― 50ml
　| めんつゆ(2倍濃縮) ― 大さじ1
　| みりん ― 小さじ1
　| 顆粒和風だし ― 小さじ1
ラー油 ― 少々

〔 作り方 〕

1 豚バラ肉、えのきだけは食べやすい大きさに切る。
2 Aを耐熱容器に入れ、まぜ合わせる。
3 1を加えて軽くまぜ、ラップをふんわりかけて電子レンジで3分ほど加熱する。
4 一度とり出してといた卵を回し入れ、ラップをかけずに電子レンジで再度1分ほど加熱する。
5 ラー油をかける。

Point　腸内環境をととのえる効果のあるえのきで、体の中からきれいに。ダイエットしていない家族も喜んでくれるレシピです。

さっぱり豚もやし

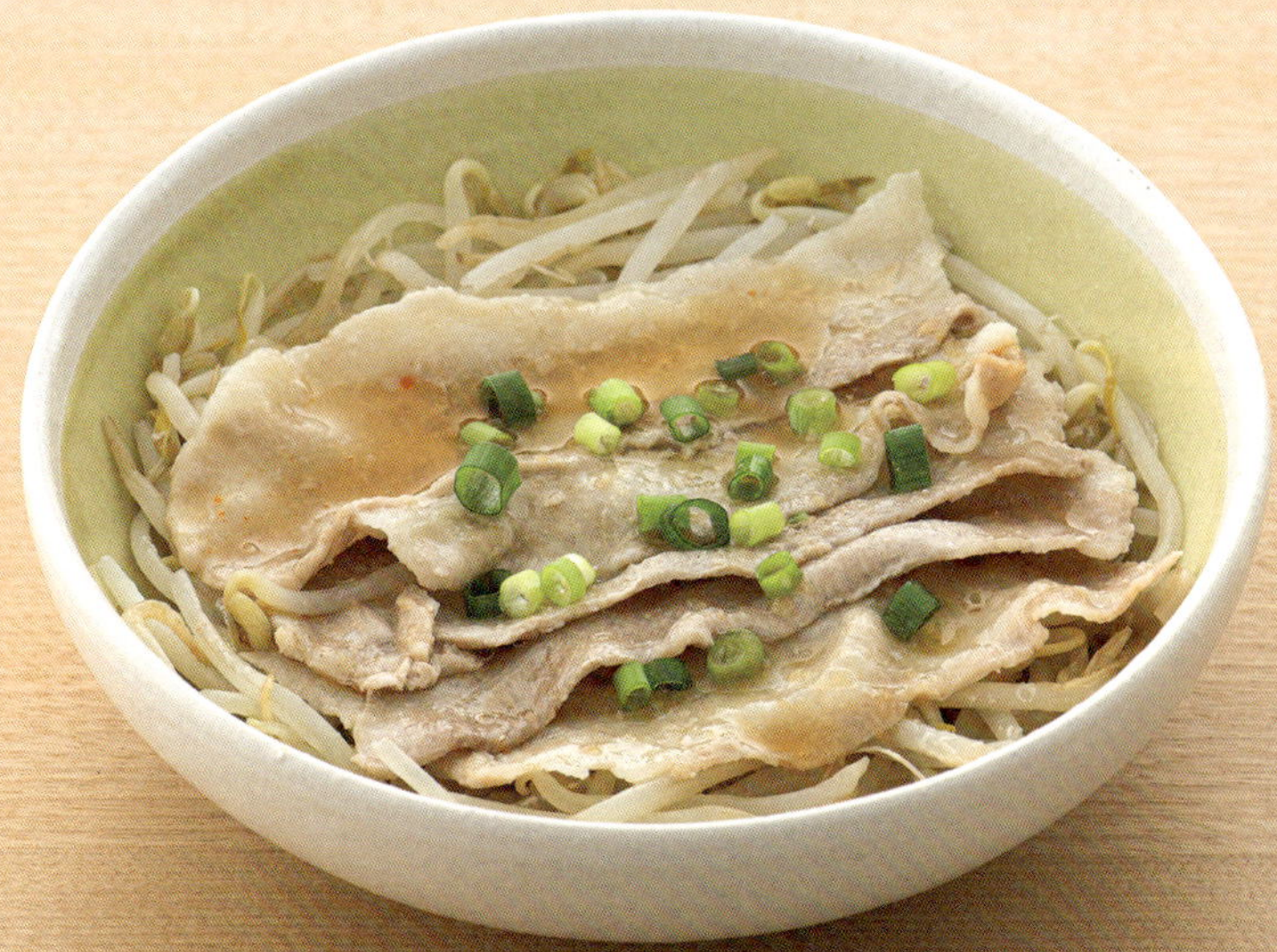

所要時間
9分

レンチン
4分30秒

224kcal

たんぱく質9.8g
脂質18.0g
糖質7.1g

〔材料〕(1食分)

豚バラ肉 — 50g
もやし — ½袋(100g)
A | しょうゆ — 大さじ½
みりん — 大さじ½
酢 — 大さじ½
にんにく(チューブ) — 少々
ラー油 — 少々
青ねぎの小口切り — 少々

〔作り方〕

1 豚肉は食べやすい大きさに切る。
2 耐熱容器にもやし、豚肉の順に入れ、ラップをふんわりかけて電子レンジで4分ほど加熱する。
3 別の耐熱容器にAを入れてまぜ合わせ、ラップをふんわりかけて電子レンジで30秒ほど加熱し、たれを作る。
4 2に3のたれをかけ、ねぎを散らす。

Point 疲労回復効果のある豚肉を使った、食べごたえ抜群のレシピ。「今日はちょっと疲れたな……」という日におすすめです。

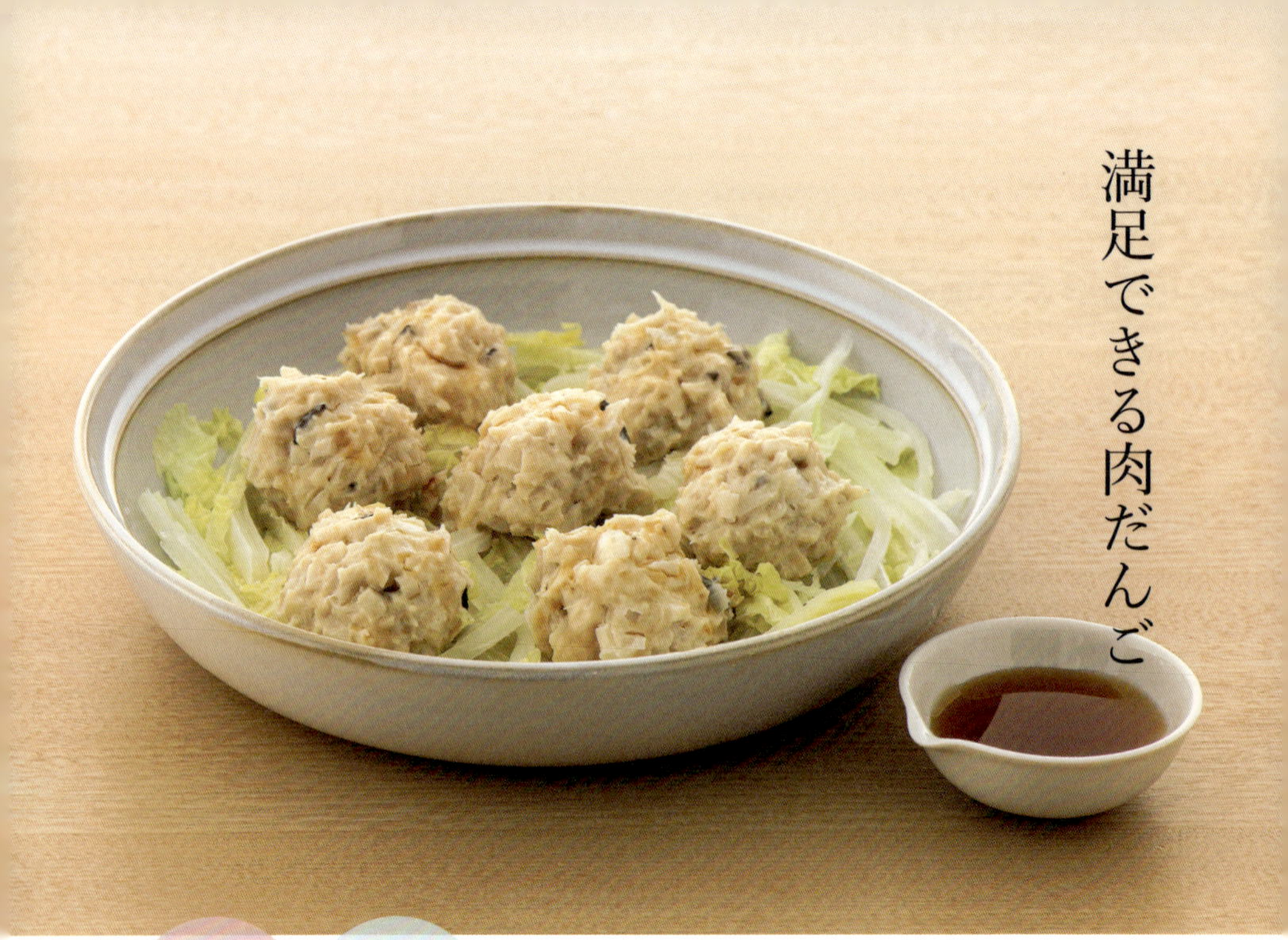

満足できる肉だんご

所要時間 15分

レンチン 8分

442kcal

たんぱく質35.1g
脂質17.0g
糖質37.8g

〔 材料 〕(1食分)

鶏ひき肉 — 150g
長ねぎ — ½本
エリンギ — 1本
白菜 — ¼個
A
合わせみそ — 小さじ1
砂糖 — 小さじ1
鶏ガラスープのもと — 小さじ1
酒 — 小さじ1
かたくり粉 — 大さじ1
ポン酢しょうゆ — 大さじ2

Point 「お肉をしっかり食べたい」という気分のときにおすすめ。鶏ひき肉でもパサつかず、ジューシーでおいしいです。

〔 作り方 〕

1 長ねぎ、エリンギはみじん切りにする。
2 白菜はせん切りにする。
3 ポリ袋に鶏ひき肉、1、Aを入れ、しっかりもみ込んでまぜ合わせる。
4 耐熱皿に白菜を広げ、3を直径4cm程度に丸めて並べる。
5 ラップをふんわりかけて、電子レンジで8分ほど加熱する。
6 ポン酢しょうゆを添える。

かさ増しえのきつくね

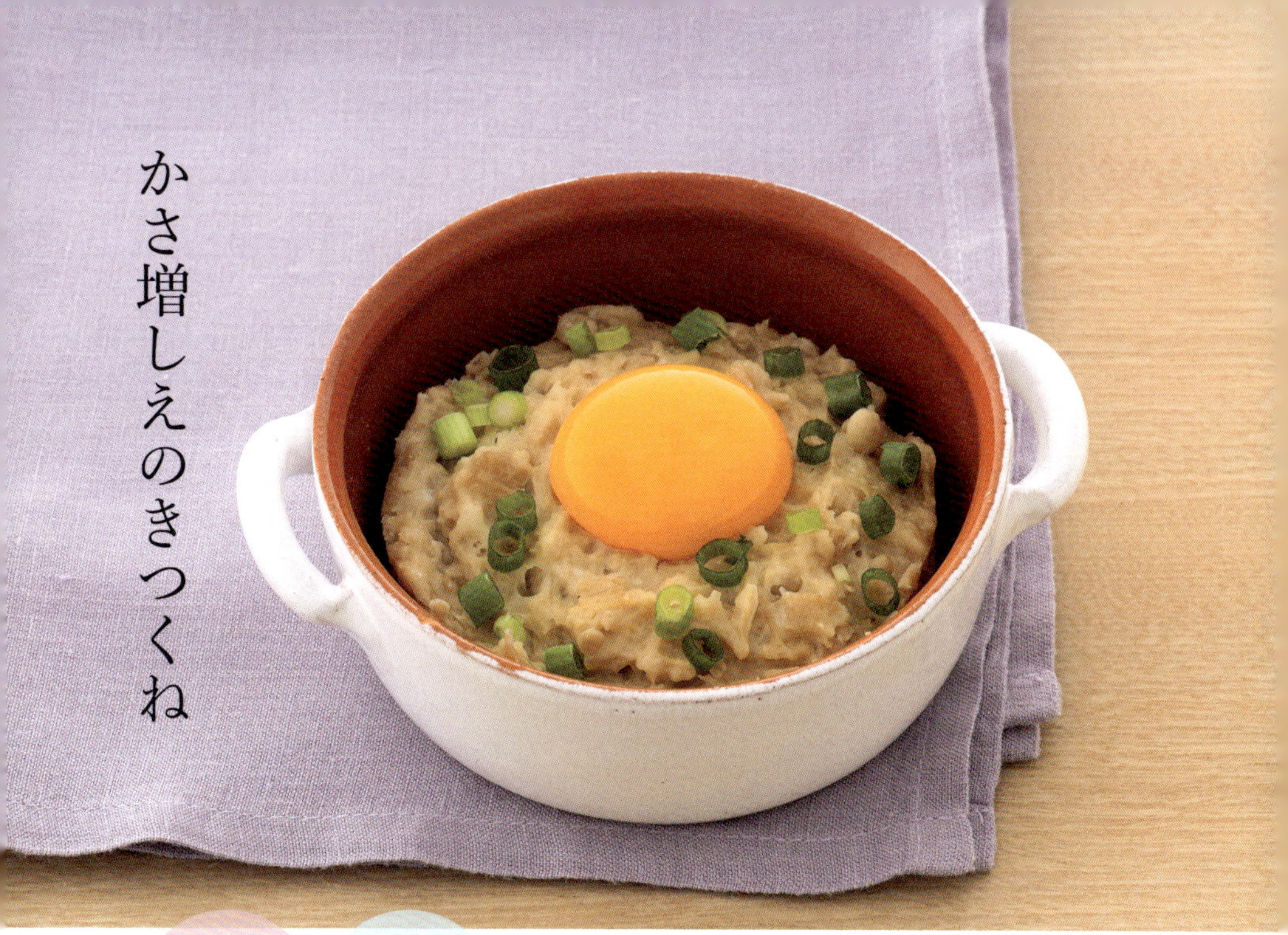

所要時間 12分

レンチン 5分

304kcal

たんぱく質19.6g
脂質18.3g
糖質17.9g

〔材料〕(1食分)

鶏ひき肉 — 75g
えのきだけ — ½袋(約100g)

A
- かたくり粉 — 大さじ½
- しょうゆ — 大さじ½
- みりん — 大さじ½
- 砂糖 — 小さじ½
- マヨネーズ — 大さじ½
- 塩 — ひとつまみ

卵黄 — 1個分
青ねぎの小口切り — 少々

Point　低カロリーの鶏肉をえのきでかさ増ししたつくねなら罪悪感ゼロ。疲れた日に食べると元気が出ます。

〔作り方〕

1 えのきだけはみじん切りにする。
2 ポリ袋に鶏ひき肉、えのき、Aを入れ、しっかりもみ込んでまぜ合わせる。
3 耐熱容器に2を敷き詰め、表面を平らにならす。
4 ラップをふんわりかけて、電子レンジで5分ほど加熱する。
5 卵黄をのせ、ねぎを散らす。

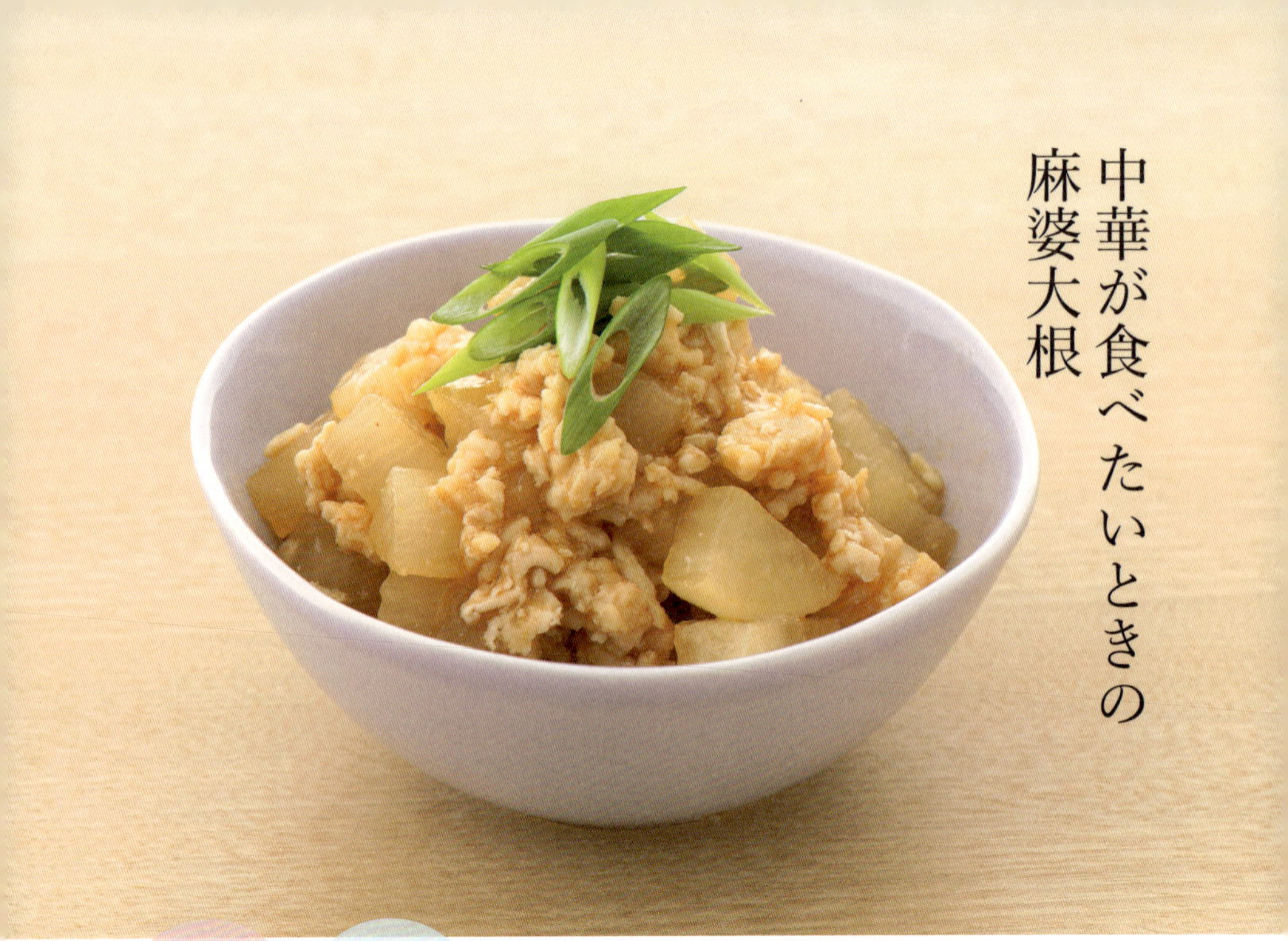

中華が食べたいときの麻婆大根

所要時間 11分

レンチン 8分

298kcal

たんぱく質20.4g
脂質15.0g
糖質22.0g

〔 材料 〕(1食分)

大根 — 200g

鶏ひき肉 — 100g

A しょうゆ — 大さじ1
酒 — 大さじ1
鶏ガラスープのもと — 小さじ1
コチュジャン — 小さじ1
ごま油 — 小さじ1
砂糖 — 小さじ1
かたくり粉 — 小さじ1

青ねぎの斜め切り — 少々

Point　とうふではなく大根を使います。腸の働きを助けてくれる大根は、体の中からきれいにしてくれますよ。

〔 作り方 〕

1 大根は1cm角に切る。

2 耐熱容器に大根を入れ、ラップをふんわりかけて電子レンジで3分ほど加熱する。

3 鶏ひき肉、Aを加えてまぜ合わせ、ラップをふんわりかけて電子レンジで再度5分ほど加熱する。

4 ねぎをのせる。

カラフル野菜キッシュ

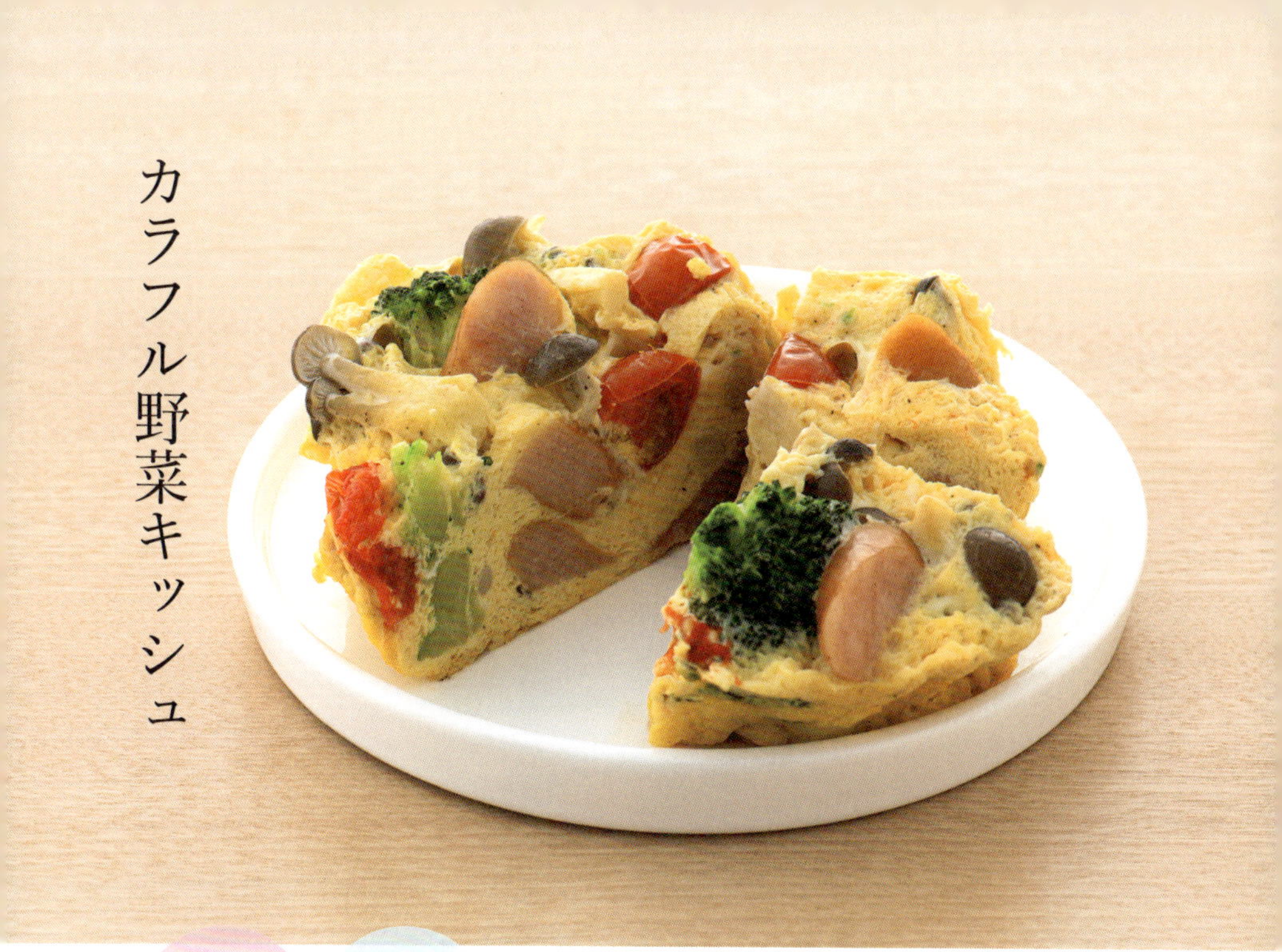

所要時間 11分

レンチン 5分

337kcal

たんぱく質 22.4g
脂質 22.7g
糖質 10.7g

〔 材料 〕(1食分)

卵 — 2個
豆乳(無調整) — 50ml
しめじ — ¼株(約45g)
ウインナー — 2本
ミニトマト — 4個
ブロッコリー(冷凍) — 50g
顆粒スープ(コンソメ) — 小さじ1
こしょう — 少々

〔 作り方 〕

1 ウインナー、ミニトマト、ブロッコリーは食べやすい大きさに切り、しめじは小房に分ける。
2 卵と豆乳を耐熱容器に入れ、よくまぜ合わせる。
3 1、顆粒スープ、こしょうを加え、まぜ合わせる。
4 ラップをふんわりかけて、電子レンジで5分ほど加熱する。
5 容器からはずし、器に盛る。

Point　赤、黄、緑と見た目がうれしいキッシュです。「キッシュがこんなに簡単に作れるなんてびっくり」とフォロワーさんから大人気。

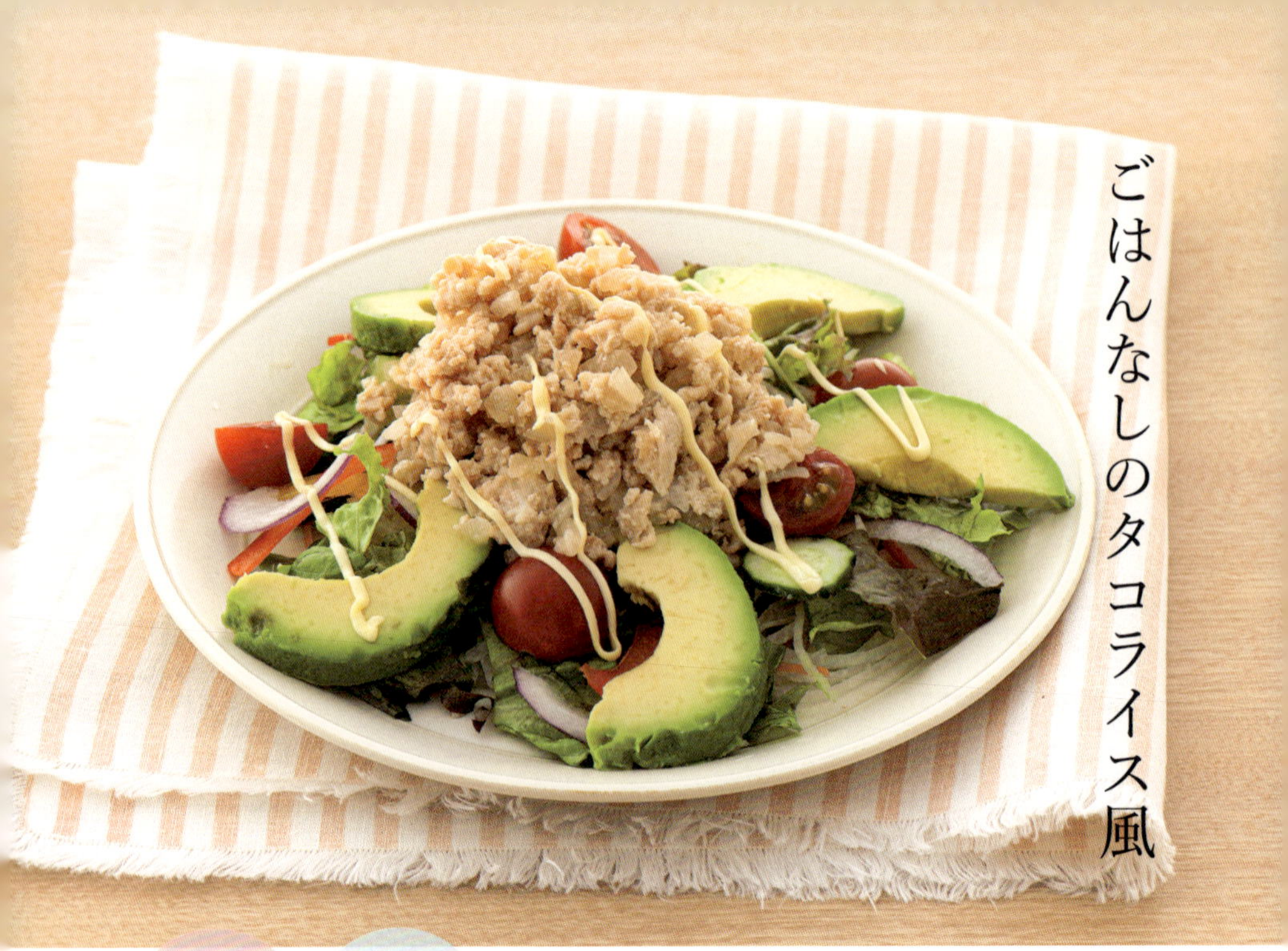

ごはんなしのタコライス風

所要時間
12分

レンチン
3分

397kcal

たんぱく質21.5g
脂質24.1g
糖質24.1g

〔材料〕（1食分）

鶏ひき肉 — 100g
玉ねぎ — ⅕個
A
- トマトケチャップ — 小さじ1
- ウスターソース — 小さじ1
- しょうゆ — 小さじ1
- 鶏ガラスープのもと — 小さじ1
- 砂糖 — 小さじ1
- にんにく（チューブ） — 2cm
- かたくり粉 — 小さじ1

ミニトマト — 5個
アボカド — ½個
サラダパック（好みのもの） — 適量
マヨネーズ — 小さじ2

〔作り方〕

1 耐熱容器に鶏ひき肉、みじん切りにした玉ねぎ、Aを入れてまぜ合わせる。
2 ラップをふんわりかけて、電子レンジで3分ほど加熱する。
3 アボカド、ミニトマトは食べやすい大きさに切る。
4 サラダパック、アボカド、ミニトマトを器に盛り、2をのせる。
5 マヨネーズをかける。

Point　ごはんなしでも満足できるタコライス風。野菜をたくさん食べられます。マヨネーズはカロリーオフのものが◎。

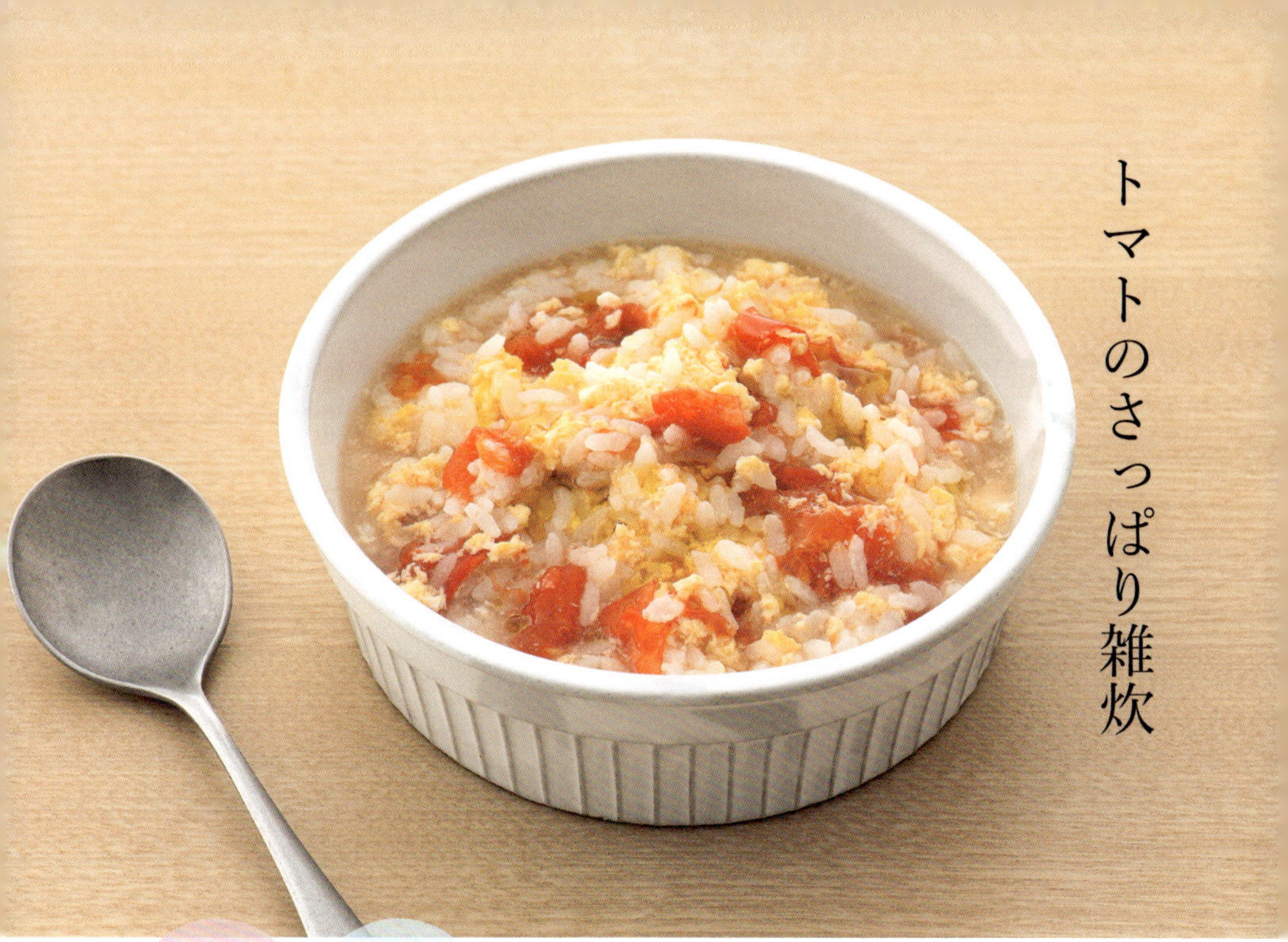

トマトのさっぱり雑炊

所要時間
8分

レンチン
4分

323kcal
たんぱく質11.6g
脂質9.0g
糖質47.1g

〔材料〕(1食分)

あたたかいごはん — 100g
トマト — 中1個
卵 — 1個
白だし(ストレートタイプ)
　— 大さじ3
水 — 130ml
オリーブオイル — 小さじ1

〔作り方〕

1 トマトは食べやすい大きさに切る。
2 耐熱容器にオリーブオイル以外のすべての材料と水を入れ、まぜ合わせる。
3 ラップをふんわりかけて、電子レンジで4分ほど加熱する。
4 オリーブオイルを回しかける。

Point　トマトのさわやかな風味と卵のコクで味わい深い雑炊に。洗い物も最小限ですむので、時間がないときにおすすめです。

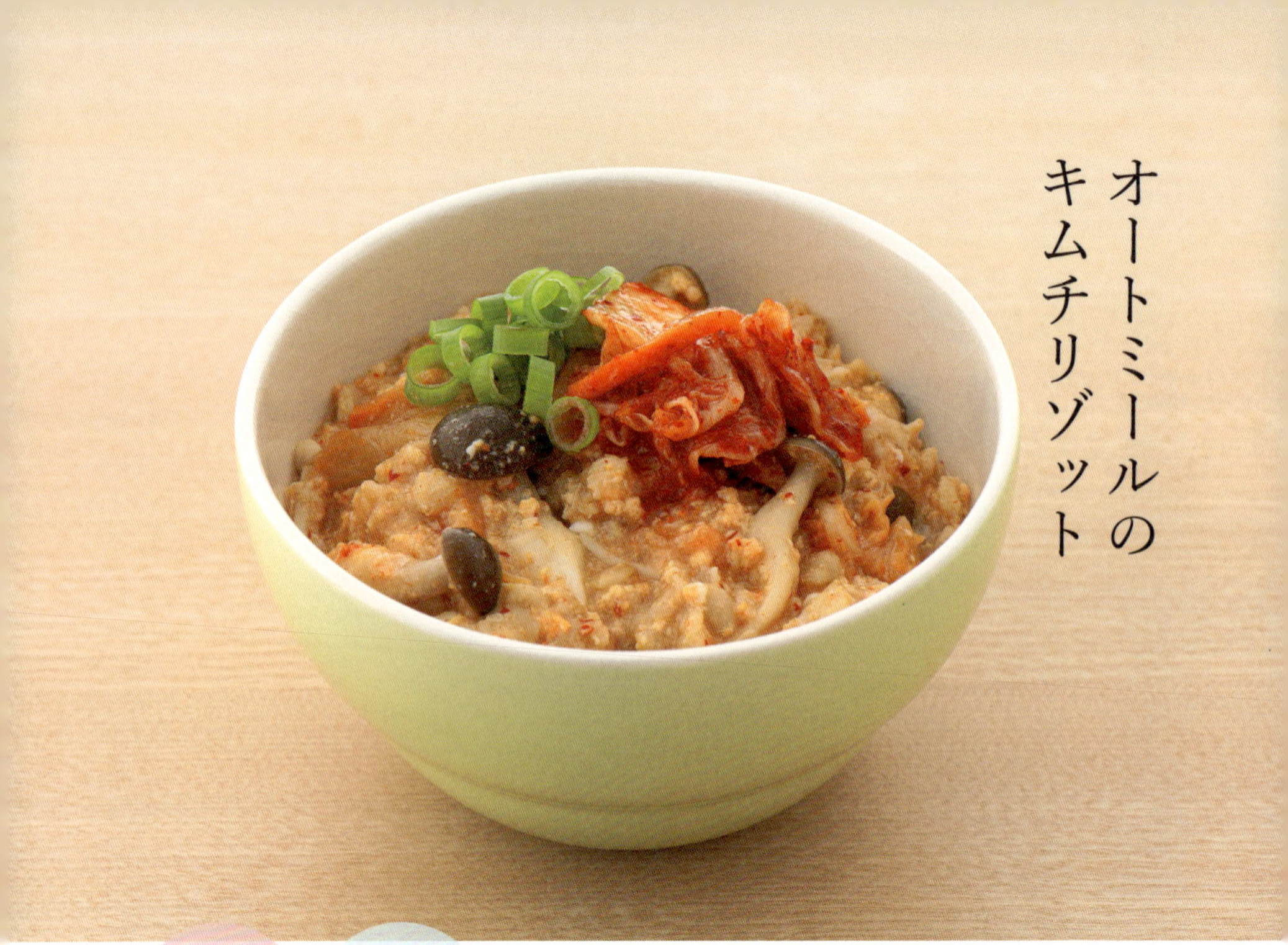

オートミールのキムチリゾット

所要時間 12分

レンチン 7分

251kcal

たんぱく質16.4g
脂質6.5g
糖質28.8g

〔材料〕(1食分)

オートミール(ロールドオーツ) — 30g
水 — 200ml
しめじ — ½株(約90g)
えのきだけ — ½袋(約100g)
A 鶏ガラスープのもと — 小さじ2
　しょうゆ — 小さじ1
卵 — 1個
白菜キムチ — 60g
青ねぎの小口切り — 少々

〔作り方〕

1 しめじはほぐし、えのきだけは食べやすい大きさに切る。
2 耐熱容器にオートミール、水、1、Aを入れ、まぜ合わせる。
3 ラップをふんわりかけて、電子レンジで1分ほど加熱する。
4 一度とり出してといた卵とキムチ40gを加えて軽くまぜ、ラップをふんわりかけて再度電子レンジで6分ほど加熱する。
5 残りのキムチをのせ、ねぎを散らす。

Point　オートミールの独特な風味をあまり感じないので、オートミールが苦手な人でもおいしく食べられますよ。

オートミールの明太がゆ

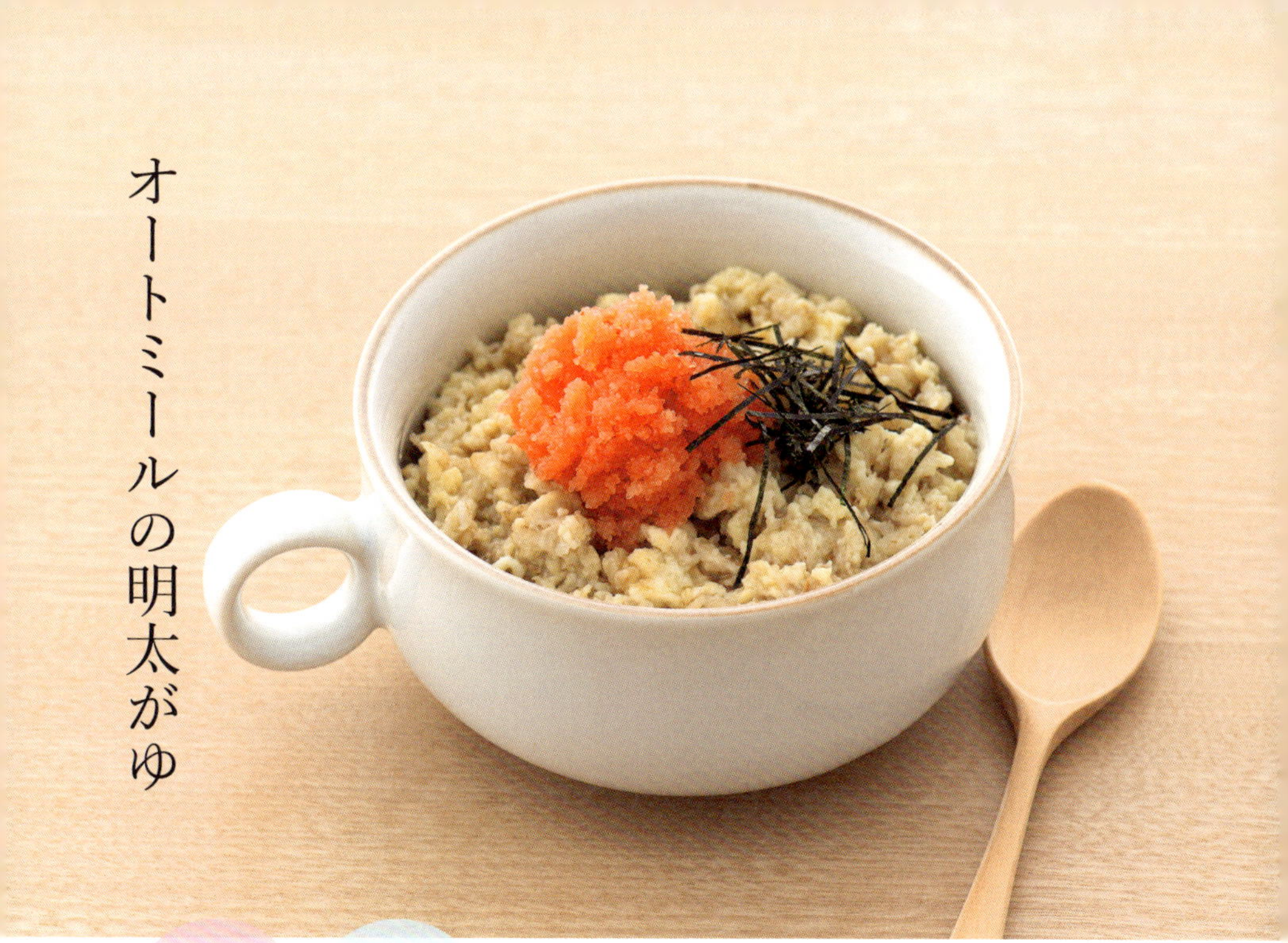

所要時間 8分

レンチン 3分30秒

257kcal

たんぱく質17.3g
脂質10.9g
糖質22.3g

〔材料〕(1食分)

オートミール（ロールドオーツ）— 30g
水 — 150ml
鶏ガラスープのもと — 小さじ1
卵 — 1個
ごま油 — 小さじ1
からし明太子 — 適量
刻みのり — 少々

〔作り方〕

1 耐熱容器にオートミールと水を入れてまぜ合わせ、ラップをふんわりかけて電子レンジで1分30秒ほど加熱する。
2 一度とり出し、鶏ガラスープのもと、といた卵を加え、まぜ合わせる。
3 ラップをふんわりかけて再度電子レンジで2分ほど加熱する。
4 軽くまぜ、ごま油を回しかけて、ほぐした明太子と刻みのりをのせる。

Point　ピリ辛の明太子と少し甘みのあるオートミールがマッチします。サッと作れるので忙しい朝におすすめです。

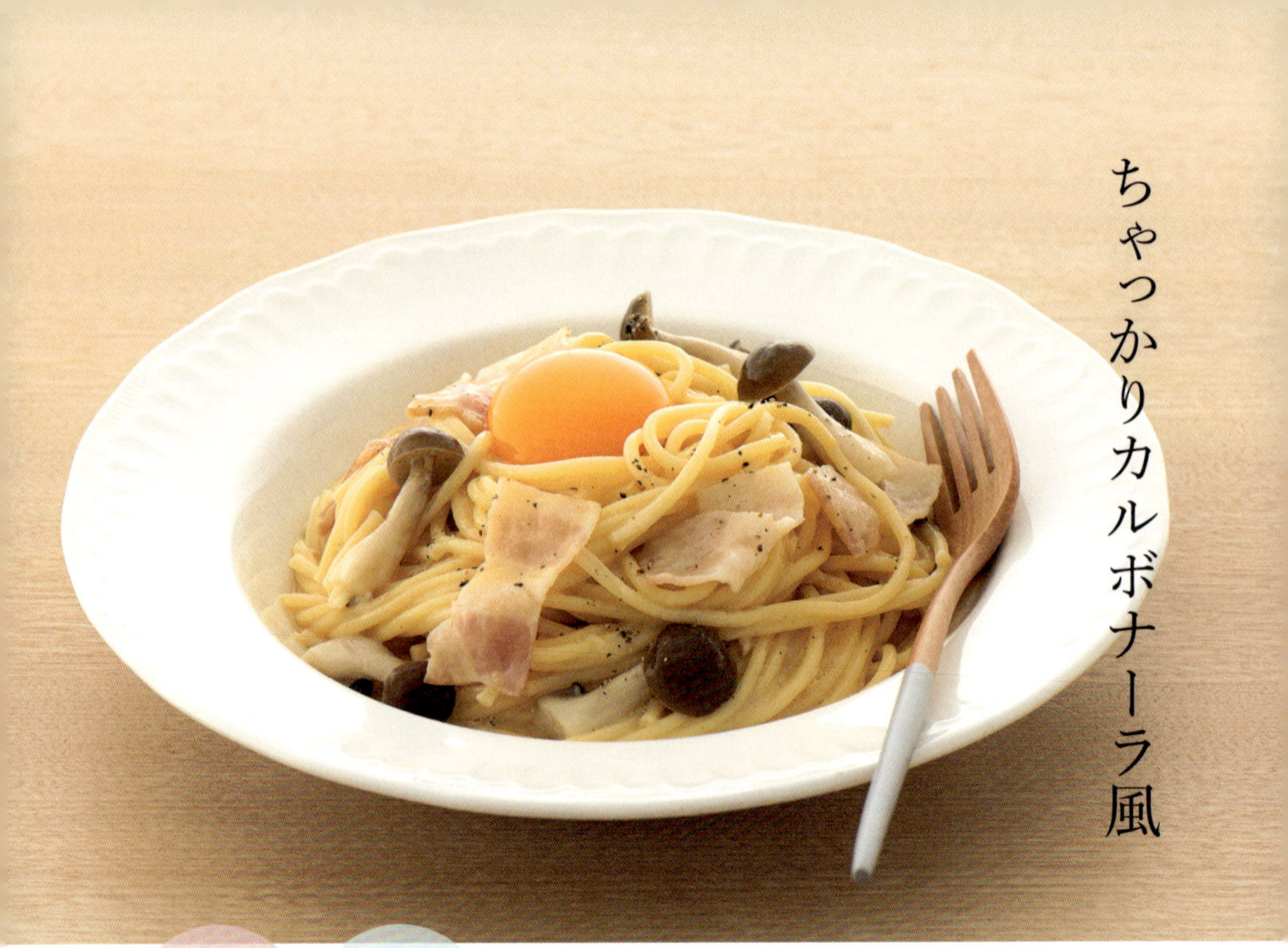

ちゃっかりカルボナーラ風

所要時間 15分

レンチン 8分

＊スパゲッティは
早ゆで(3分)タイプを使用。

503kcal

たんぱく質25.8g
脂質16.5g
糖質59.7g

〔 材料 〕(1食分)

スパゲッティ — 80g
水 — 200ml
ハーフベーコン — 2枚
しめじ — ½株(約90g)
卵 — 1個
A 豆乳(無調整) — 大さじ3
A 顆粒スープ(コンソメ) — 小さじ1
A 塩、こしょう — 各少々
卵黄(仕上げ用) — 1個分
黒こしょう — 少々

〔 作り方 〕

1 ベーコンは食べやすい大きさに切り、しめじはほぐす。
2 平たい耐熱容器に水と塩小さじ1(分量外)を入れてまぜ、スパゲッティを半分に折って入れ、1を加えてさらに軽くまぜる。
3 ラップをかけて、電子レンジで「スパゲッティのゆで時間＋5分」ほど加熱する。
4 3の水けをきり、といた卵、Aを加えてまぜ合わせる。
5 皿に盛り、卵黄をのせ、黒こしょうをかける。

Point 生クリームなしのカルボ。スパゲッティは早ゆでタイプでタイパも◎。

トマトとしらすの冷製スパゲッティ

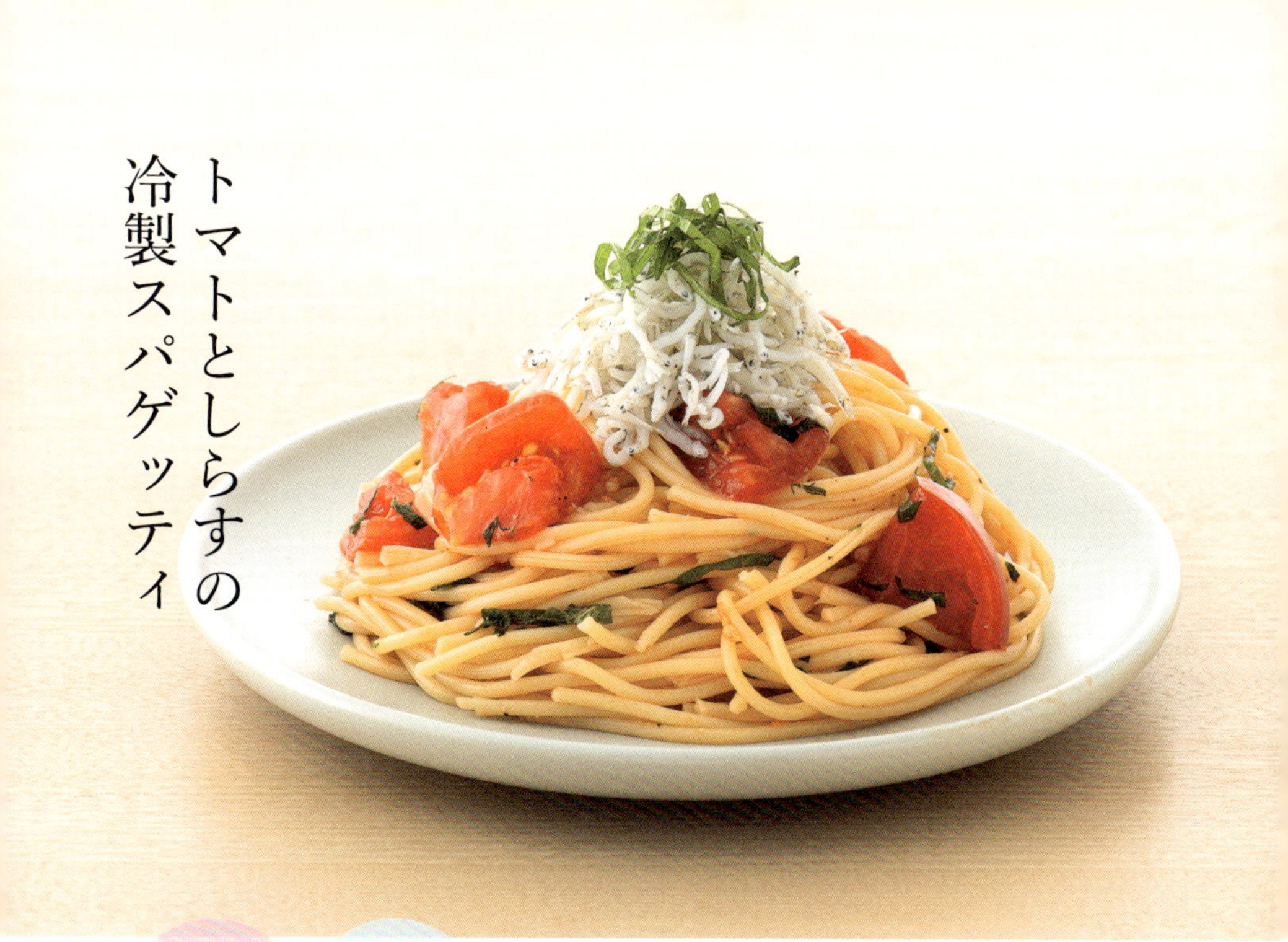

所要時間
13分

レンチン
8分

＊スパゲッティは
早ゆで（3分）タイプを使用。

462kcal

たんぱく質18.2g
脂質9.7g
糖質71.0g

〔 材料 〕（1食分）

スパゲッティ — 80g
水 — 200ml
青じそ — 3枚
トマト — 中サイズ2個
しらす — 大さじ3

A
- オリーブオイル — 小さじ2
- めんつゆ（2倍濃縮） — 大さじ1
- レモン汁 — 小さじ1

Point　さっぱりした食事をとりたいときはこれ。パスタ類も脂質を抑えることでダイエットメニューになります。

〔 作り方 〕

1 平たい耐熱容器に水と塩小さじ1（分量外）を入れてまぜ、スパゲッティを半分に折って入れ、さらに軽くまぜる。
2 ラップをかけて、電子レンジで「スパゲッティのゆで時間＋5分」ほど加熱する。
3 冷水に入れてスパゲッティをしめ、ざるに上げて水けをきる。
4 青じそはせん切りに、トマトは食べやすい大きさに切る。
5 ⅔量の青じそ、トマト、Aをまぜ合わせる。
6 スパゲッティと5をまぜ合わせて器に盛り、しらす、残りの青じそをのせる。

アボカドクリーミーそうめん

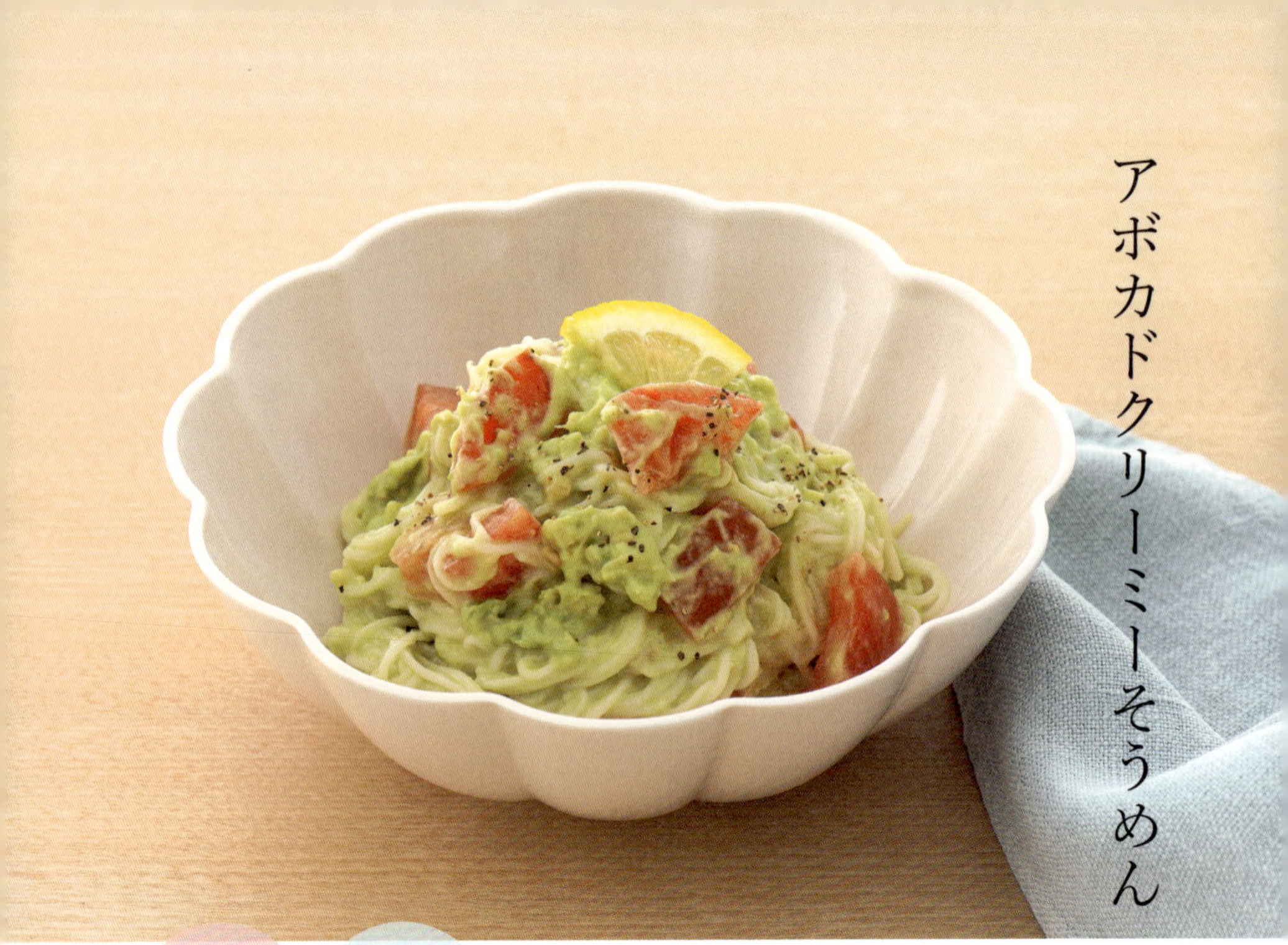

所要時間
12分

レンチン
3分

486kcal

たんぱく質9.4g
脂質25.3g
糖質50.3g

〔 材料 〕(1食分)

そうめん — 1束(50g)
湯 — 300ml
トマト — 中1個
アボカド — 1個
A | レモン汁 — 小さじ1
　| めんつゆ(2倍濃縮) — 小さじ1
　| マヨネーズ — 小さじ1
レモンのいちょう切り — 1枚
黒こしょう — 少々

〔 作り方 〕

1 平たい耐熱容器に湯を入れ、そうめんを入れて軽くほぐす。
2 ラップをふんわりかけて、電子レンジで3分ほど加熱する。
3 器にアボカドを入れ、フォークなどでつぶしてなめらかにし、Aとまぜ合わせる。
4 トマトは食べやすい大きさに切る。
5 そうめんを流水で洗い、ざるに上げて水けをきる。
6 3にそうめん、4を加えてまぜ合わせる。レモンをのせて黒こしょうを振る。

Point　そうめんをおしゃれ＆ヘルシーに。アボカドはペースト状になるまでつぶすことで、めんによくからみます。

いやしの豆乳うどん

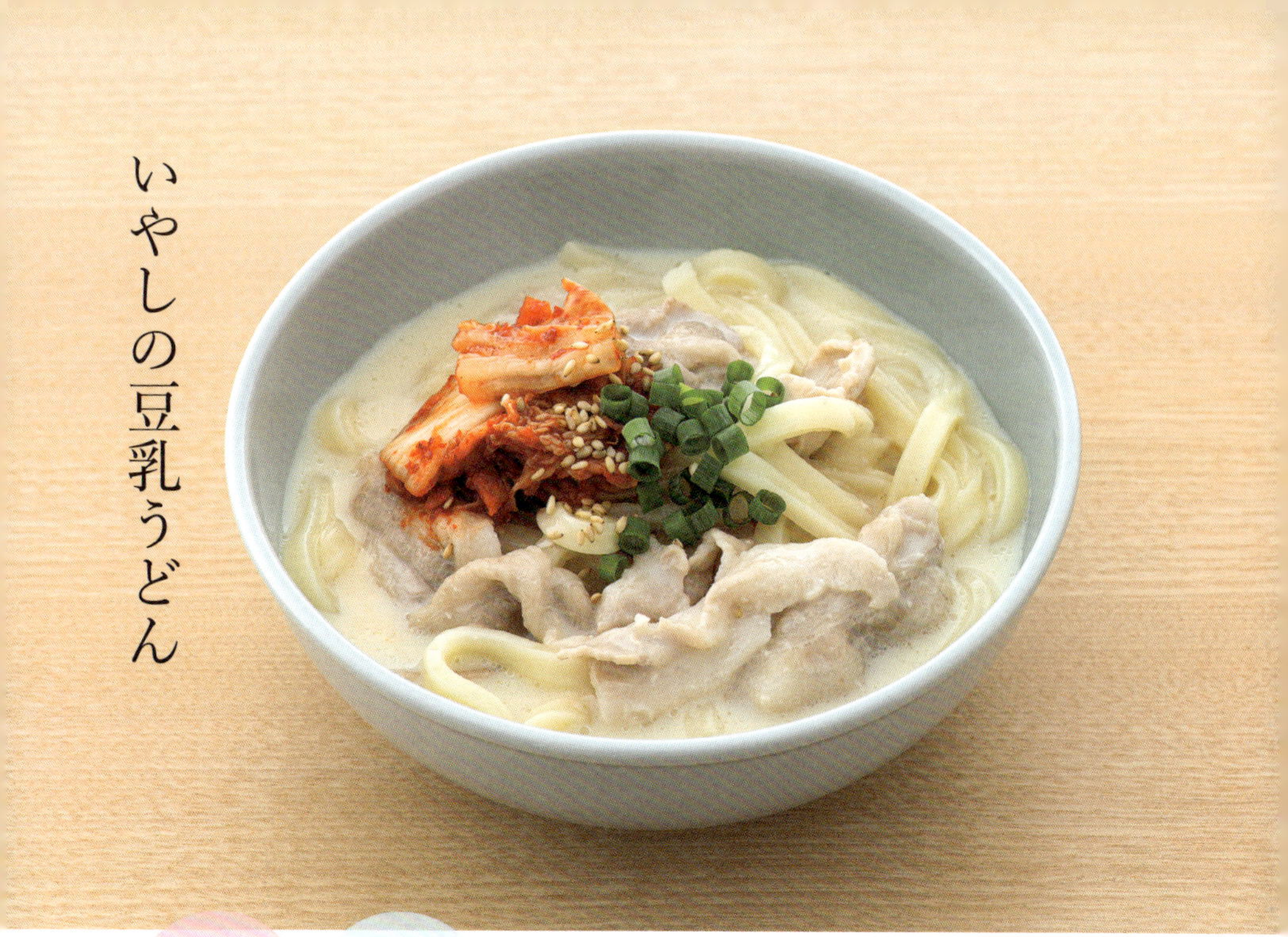

所要時間
7分

レンチン
3分

451kcal

たんぱく質18.1g
脂質21.0g
糖質45.2g

〔材料〕(1食分)

うどん(冷凍) — 1玉(約200g)
豚バラ肉 — 50g
A | 豆乳(無調整) — 100g
　| 鶏ガラスープのもと — 小さじ1
　| めんつゆ(2倍濃縮) — 大さじ1
白菜キムチ — 40g
青ねぎの小口切り — 少々
いり白ごま — 少々

〔作り方〕

1 耐熱容器にうどん、食べやすい大きさに切った豚肉を入れる。
2 ラップをふんわりかけて、電子レンジで3分ほど加熱する。
3 Aを加えてまぜ合わせる。
4 キムチとねぎをのせ、ごまを振る。

Point　ピリッと辛いキムチと豆乳のまろやかさが相性抜群！ 冷凍うどんが満足感のある一品に。豆乳は無調整タイプを使ってくださいね。

所要時間
10分

レンチン
3分

310kcal

たんぱく質11.6g
脂質4.4g
糖質57.2g

米粉で作るピザまん

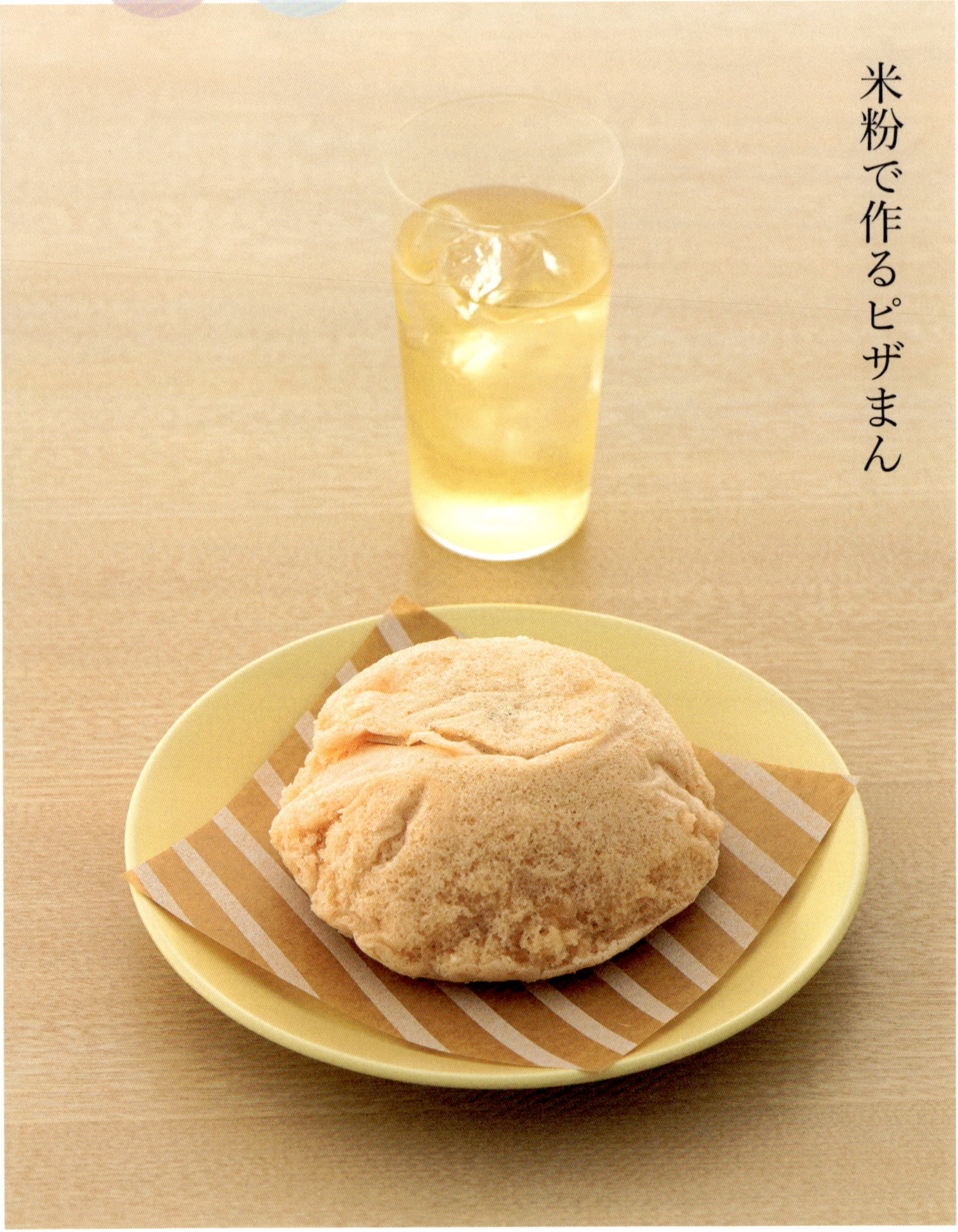

〔 材料 〕（1食分）

A｜米粉 — 50g
｜水 — 50ml
｜砂糖 — 大さじ1
｜トマトケチャップ — 大さじ1
｜ベーキングパウダー — 小さじ1

ツナ缶（ノンオイル） — 30g
ピザ用チーズ — 15g

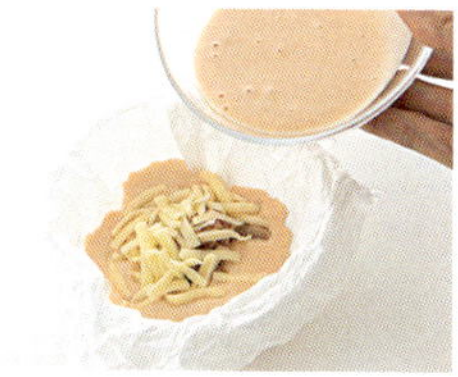

作り方3
具材（ツナ、チーズ）が生地の中に隠れるようにする。

〔 作り方 〕

1 容器にAを入れ、まぜ合わせる。
2 ボウル状の耐熱容器にクッキングシートを敷き、1の半量を入れる。
3 まん中に缶汁をきったツナ、チーズをのせ、残りの生地を加える。
4 ラップをかけずに電子レンジで3分ほど加熱する。
5 容器からはずし、器に盛る。

Point　いまやコンビニで買うピザまんよりも好きになってしまいました。米粉は共立食品のものを使用しています。

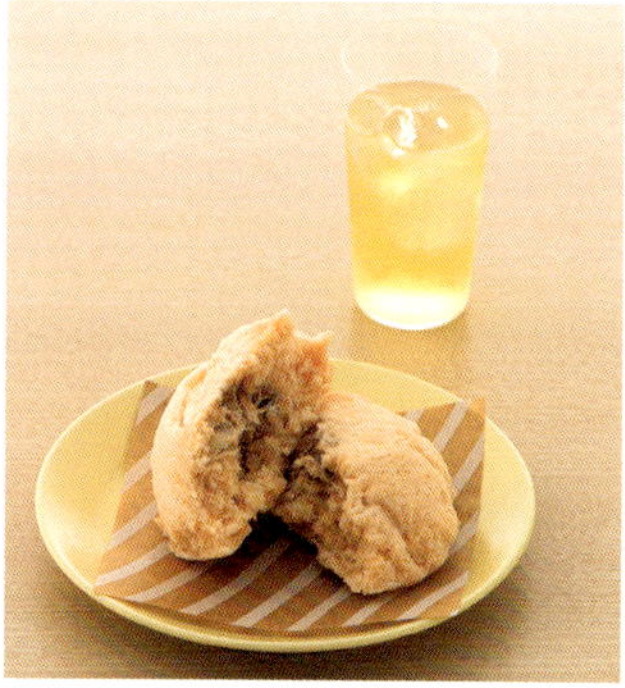

Kiki's Episode

葛藤から生まれたレシピ

学生のころ、部活帰りに友だちとコンビニでピザまんを買って食べるのがひそかな楽しみでした。でも、それが原因で太ってしまい……。それからは自分の中で「ピザまん禁止令」を出しました（笑）。

社会人になってからも、学生時代を思い出して「ピザまん食べたいなあ。でも、太るしなあ」と、食べたい気持ちと太りたくない気持ちで葛藤していました。

その後、米粉という食材に出合い「ピザまんだってヘルシーに作れるかも！」と考えて、できあがったのがこのレシピです。私は忙しくてストレスがたまったとき、何かを頑張ったときなどに食べることにしています。

満足できる担々はるさめ

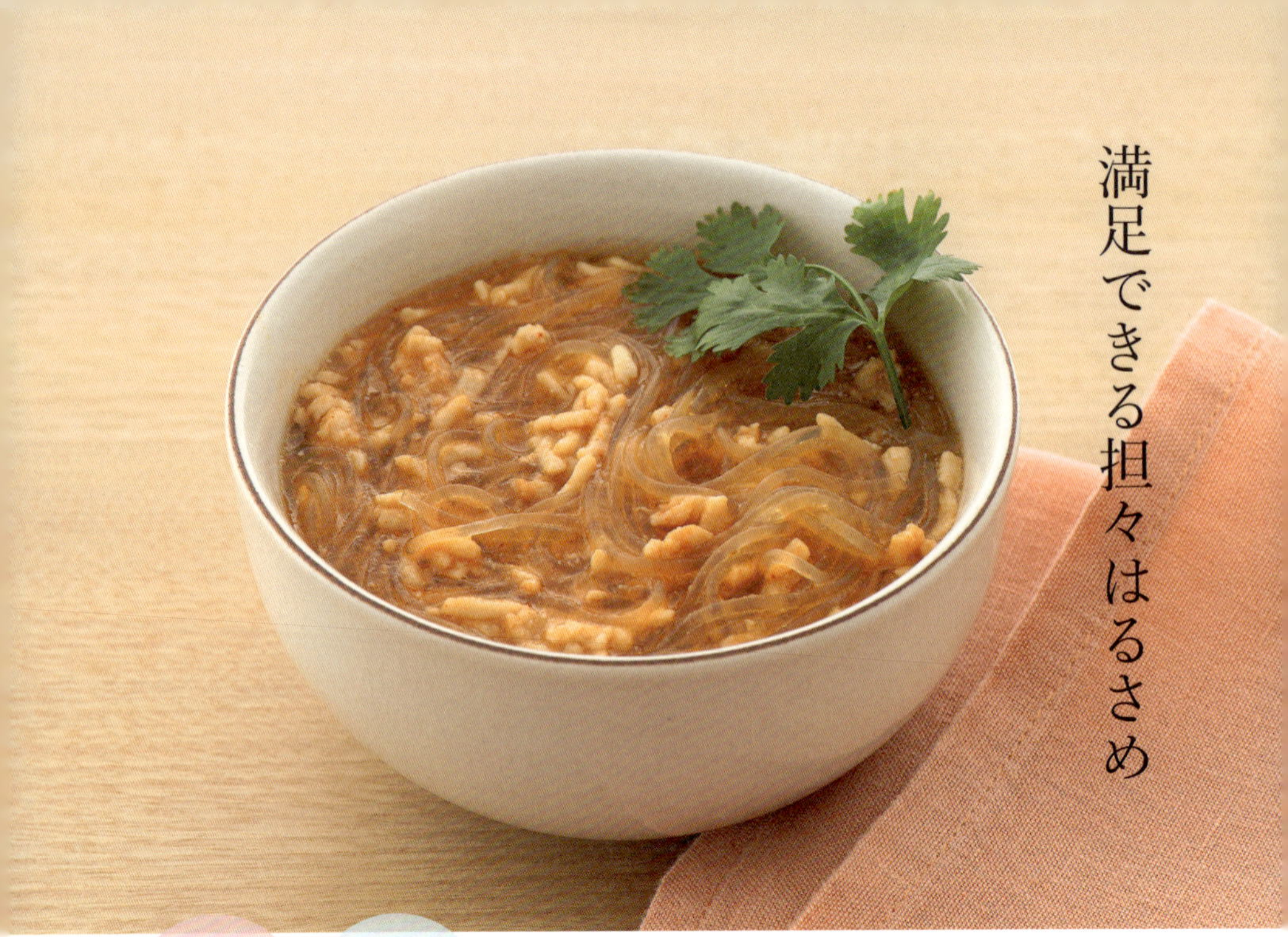

所要時間 9分

レンチン 5分

274kcal

たんぱく質13.1g
脂質6.7g
糖質42.6g

〔 材料 〕(1食分)

はるさめ — 20g
鶏ひき肉 — 50g
A 水 — 200ml
合わせみそ — 大さじ1
しょうゆ — 大さじ1
みりん — 大さじ1
コチュジャン — 大さじ1
パクチー — 少々

〔 作り方 〕

1 耐熱容器にAを入れ、まぜ合わせる。
2 はるさめ、鶏ひき肉を加えて、さらにまぜ合わせる。
3 ラップをふんわりかけて、電子レンジで5分ほど加熱する。
4 パクチーを添える。

Point　コチュジャンとみそで満足感のあるピリ辛味に。夜、おなかが減って「コクのあるものを食べたい!」というときにおすすめです。

簡単ユッケジャンスープ

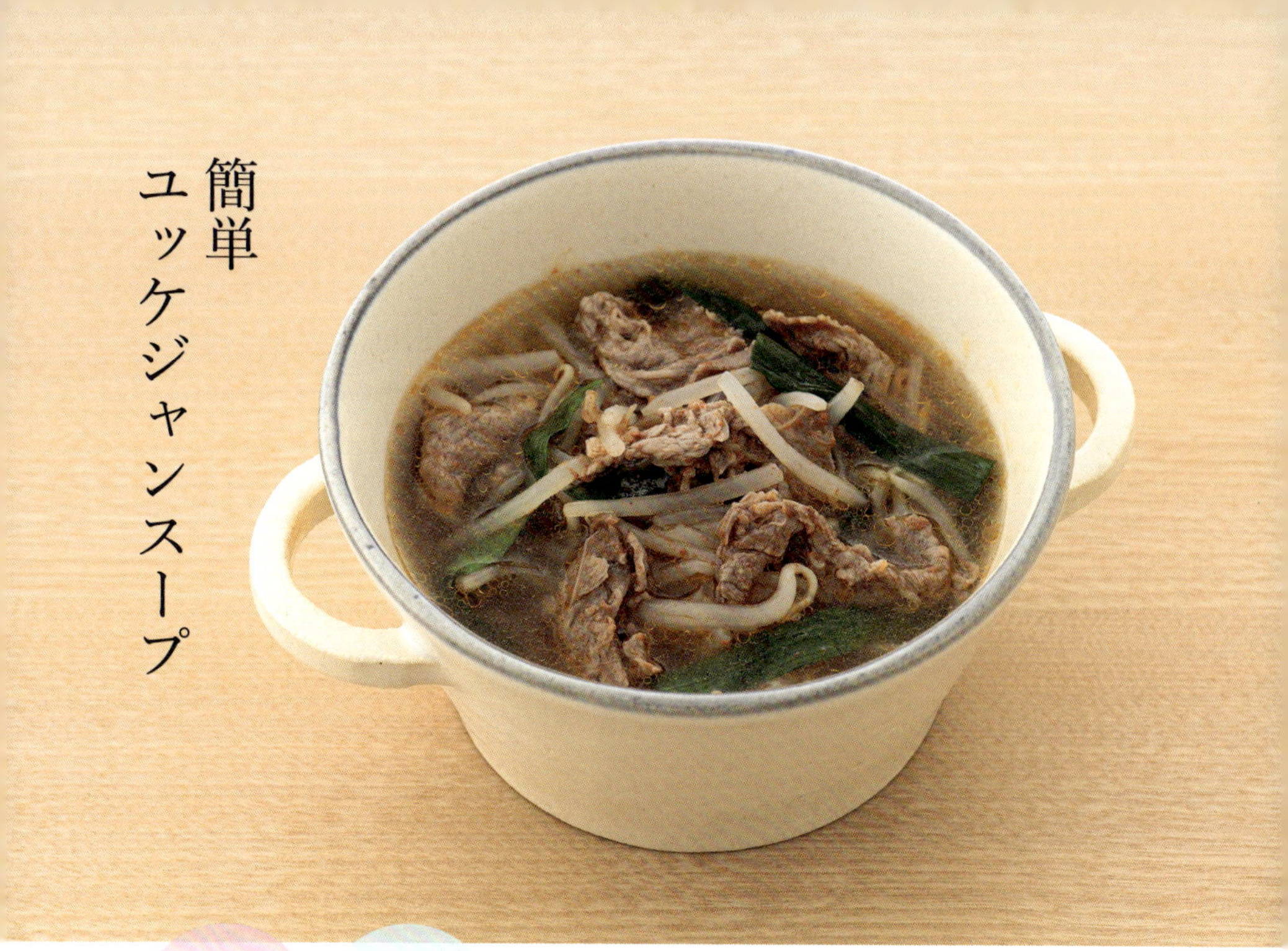

所要時間 10分

レンチン 5分

241kcal

たんぱく質10.8g
脂質16.4g
糖質13.8g

〔材料〕(1食分)

牛こまぎれ肉 — 50g
もやし — ½袋(100g)
にら — 20cm

A
水 — 150ml
鶏ガラスープのもと — 小さじ1
酒 — 小さじ1
コチュジャン — 小さじ2
にんにく(チューブ) — 1cm
ごま油 — 小さじ1

〔作り方〕

1 牛肉、にらは食べやすい大きさに切る。
2 耐熱容器に牛肉とAを入れ、まぜ合わせる。
3 もやし、にらを加えて軽くまぜ、ラップをふんわりかけて、電子レンジで5分ほど加熱する。

Point 辛いものが好きな方におすすめのスープ。辛みの発汗作用や代謝アップ作用をダイエットに利用しましょう。

Kikiおすすめのズボラ「ズルトレ」②

レンチン待ちでやせちゃおう2 ペットボトルで二の腕やせ

すわったままでもOK 「後ろペットボトル運動」

レンチン待ちの間に、ペットボトルを使ってできる二の腕エクササイズを紹介します。
どちらもわきを締めて、二の腕を意識しながらゆっくり行いましょう。
二の腕の裏側を鍛えることができます。

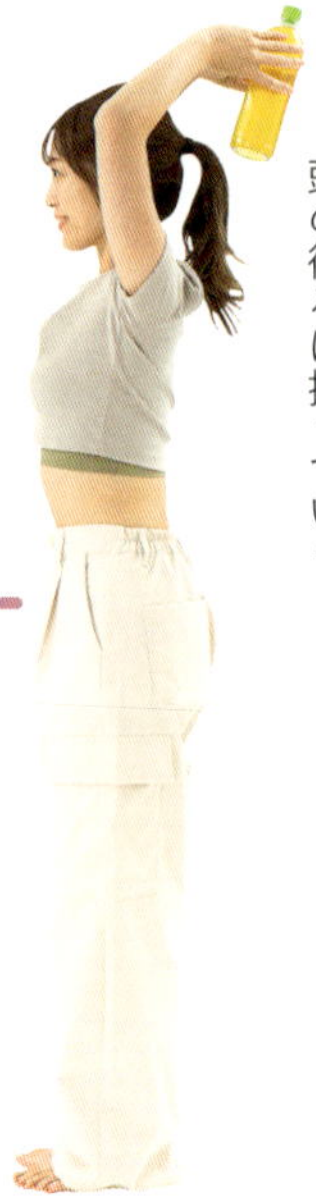

1 両手でペットボトルを持ち、頭の後ろに持っていく。

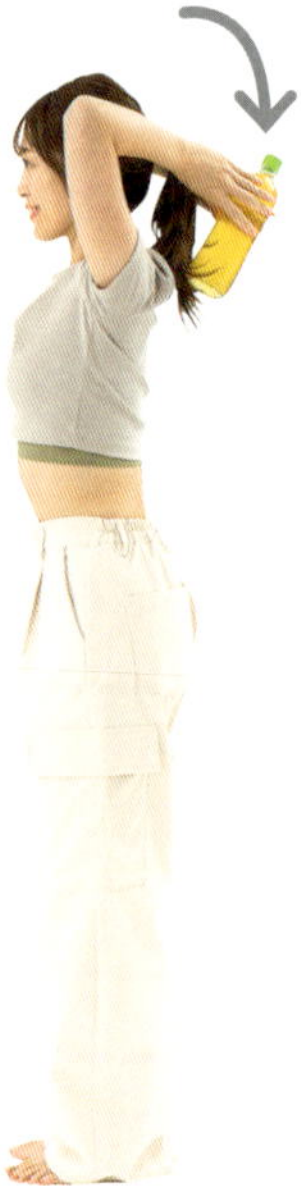

2 ひじの位置を固定したまま、ペットボトルを下げる（ひじは90度くらい）。1、2を10～15回ほど行う。

正面

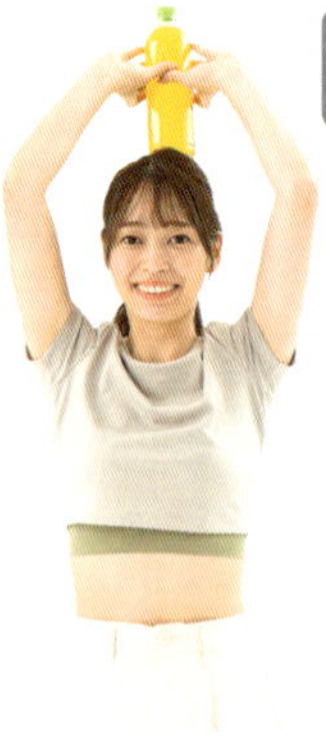

わきを締めて行うのがポイント。

これはNG!

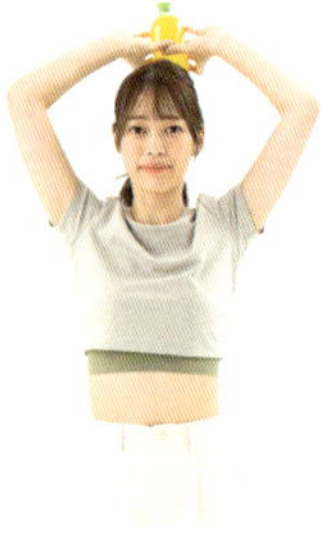

わきが開いている。

ぷよぷよ肉撃退「横ペットボトル運動」

1

片方の手にペットボトルを持って立ち、ひじを90度くらいに曲げる。

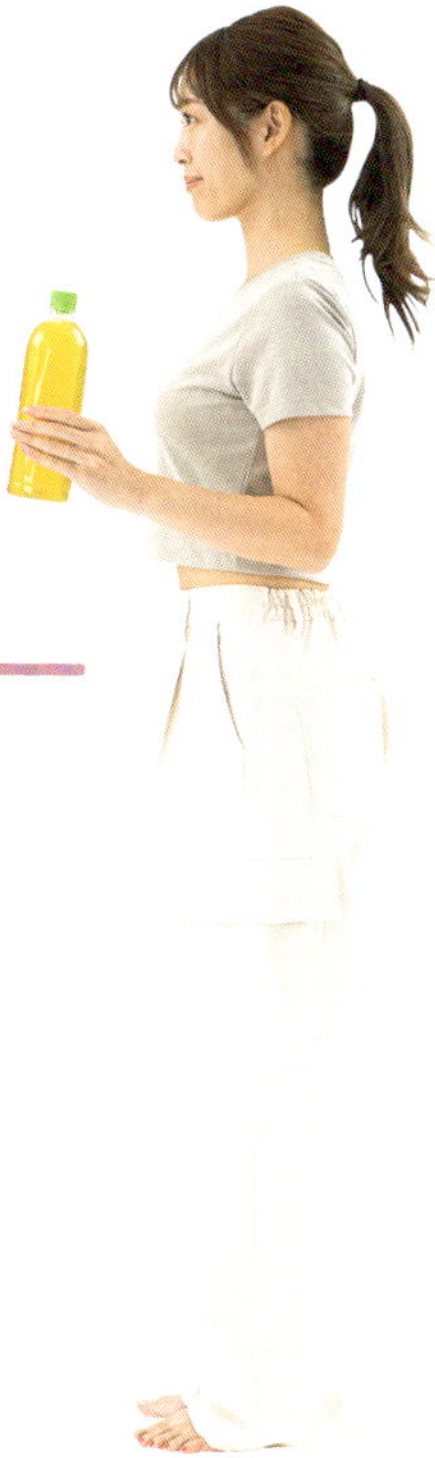

2

ひじの位置はなるべく固定したまま、ペットボトルを後ろに移動させるように前腕を動かす。前後に10～15回ほど動かす。反対の手でも同様に行う。

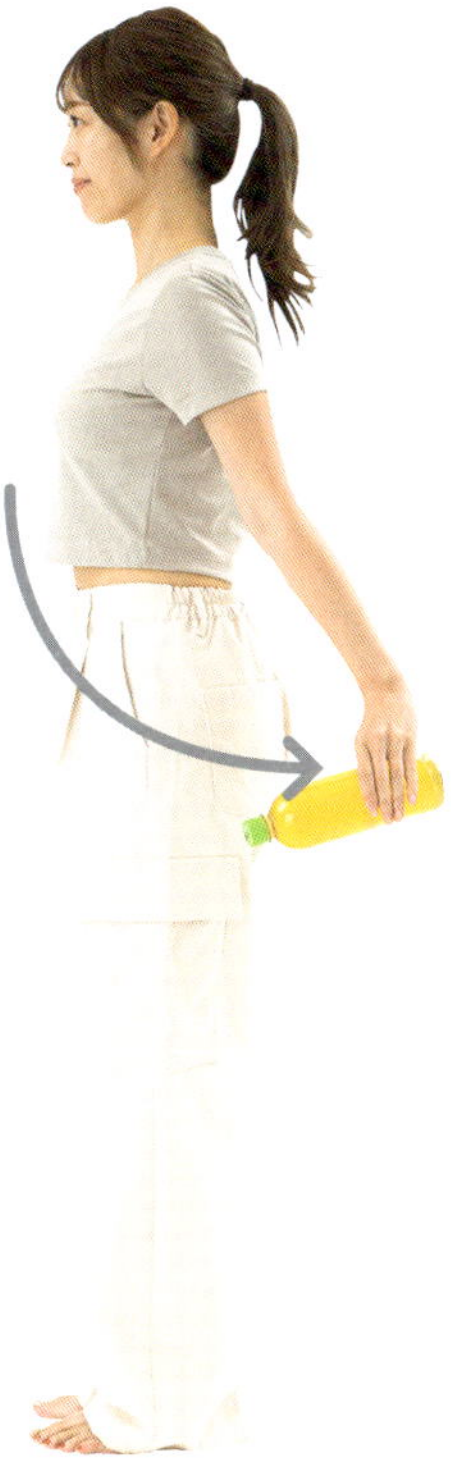

正面

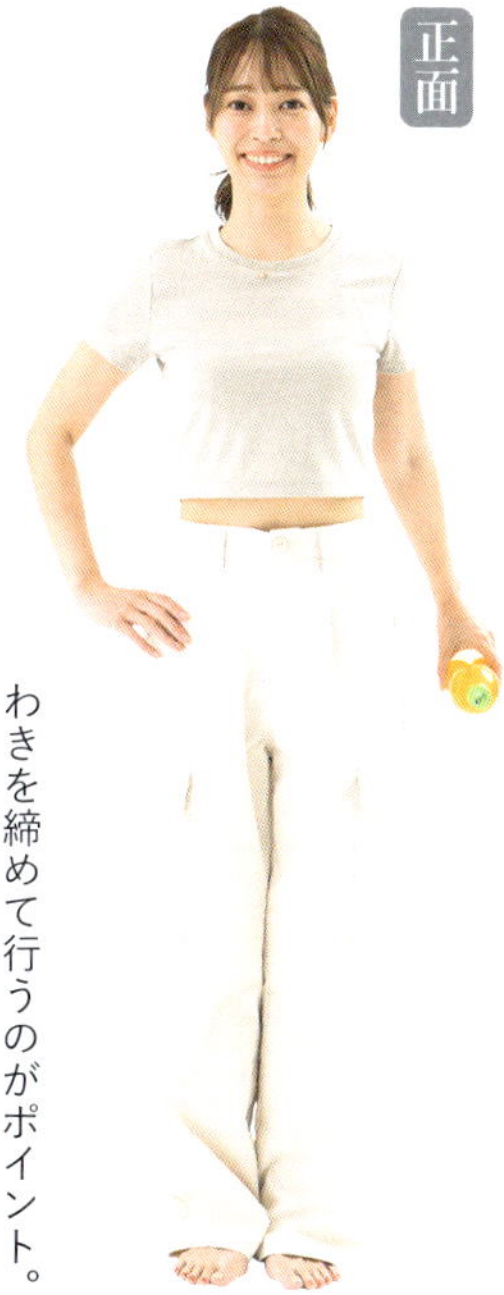

わきを締めて行うのがポイント。

これは NG!

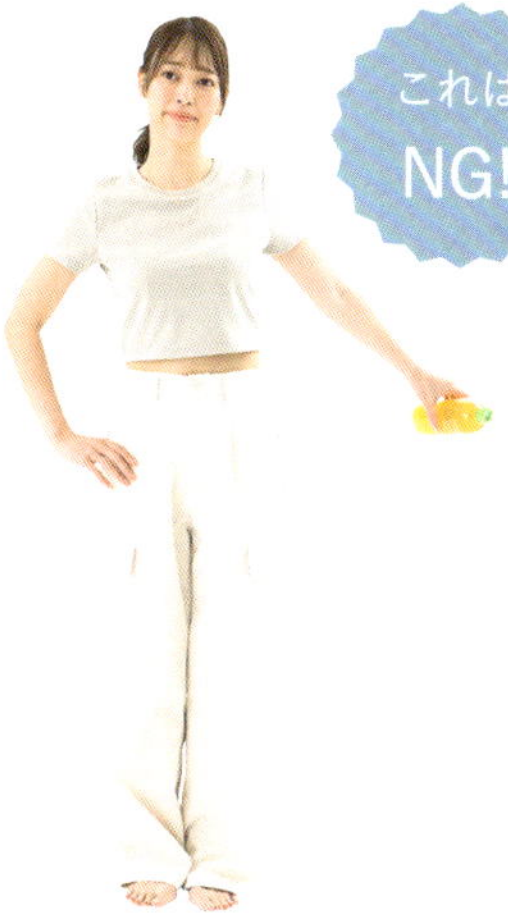

わきが開いている。

みんなが知りたいダイエットのQ&A

Q お菓子が食べたくなったらどうすればいいですか？

A 総エネルギー200kcal以下と決めて、さがしてみましょう

お菓子は自分で作るのが理想ですが、いろいろ材料や道具が必要で、ハードルが高いですよね。レンチンでできて特別な道具もいらない、「Part5 ごほうびデーの罪悪感なしスイーツレシピ（108～115ページ）」をぜひ、活用してほしいのですが、それすらめんどうなときもあると思います。

そんなときは、「総エネルギー値200kcal以下」と決めて、コンビニやスーパーなどで好きなお菓子を選びましょう。糖質量が少ないならなお◎。コンビニスイーツなどでも低カロリーで低糖質のおやつが揃っているので、おすすめです。

Q 間食をしてもいいですか？

A おやつは太りにくい時間帯（14時～16時）にとりましょう

食べる時間を14時～16時の間と決めましょう。

体内時計をつかさどる「ビーマルワン（BMAL1）」というたんぱく質があるのですが、実はビーマルワンには脂肪をため込む働きもあります。ビーマルワンが最も少ない時間帯は14時～16時、最も多い時間帯は22時～2時です。つまり、おやつを食べるなら午後2時から4時の間がベスト。3時のおやつは理にかなっているのです。

もちろん、寝る前のおやつは極力やめましょう。

Q やる気がなくて、動けない……。こんな日はどうすればいいですか?

A まずは立ち上がり、体でモチベーションを迎えにいきましょう

疲れている日は、ソファでだらーんと座って一歩も動けない……。あるあるですよね。でも、その状態のままでは、やる気は起こりません。そんなときは、とりあえず体を動かしてみましょう。

まずは立ち上がって、一歩踏み出して、冷蔵庫をのぞいてみる。そこまでいけば、何か作ろうかなという気になるものです。運動も同じで、立ち上がって、たとえばストレッチの体勢をつくれば、あとは自然と進んでいくはず。モチベーションは脳に頼らず、自分の体を使って迎えにいきましょう。

Q カフェオレくらいなら、飲んでもいいですか?

A できれば、飲み物は水やお茶をおすすめします

飲み物から摂取するエネルギーは、食べ物から摂取するエネルギーよりも吸収されやすく、体重に影響しやすいという研究結果があります。また、市販の清涼飲料水などに含まれるぶどう糖や果糖は、ごはんなどに含まれる糖(でんぷん)よりも吸収されやすく、血糖値を急激に上げてしまいます。そのため、できれば甘い飲み物は控えたほうがベター。水やお茶、コーヒーならブラックに挑戦してみましょう。ブラックが苦手なら、シロップなしでソイラテ(豆乳ラテ)などにチェンジすることからはじめてみてください。

くじけそうになったときのお守り

Kikiの魔法のやせ言葉②

好きなことを一生楽しむために〝今〟やるの

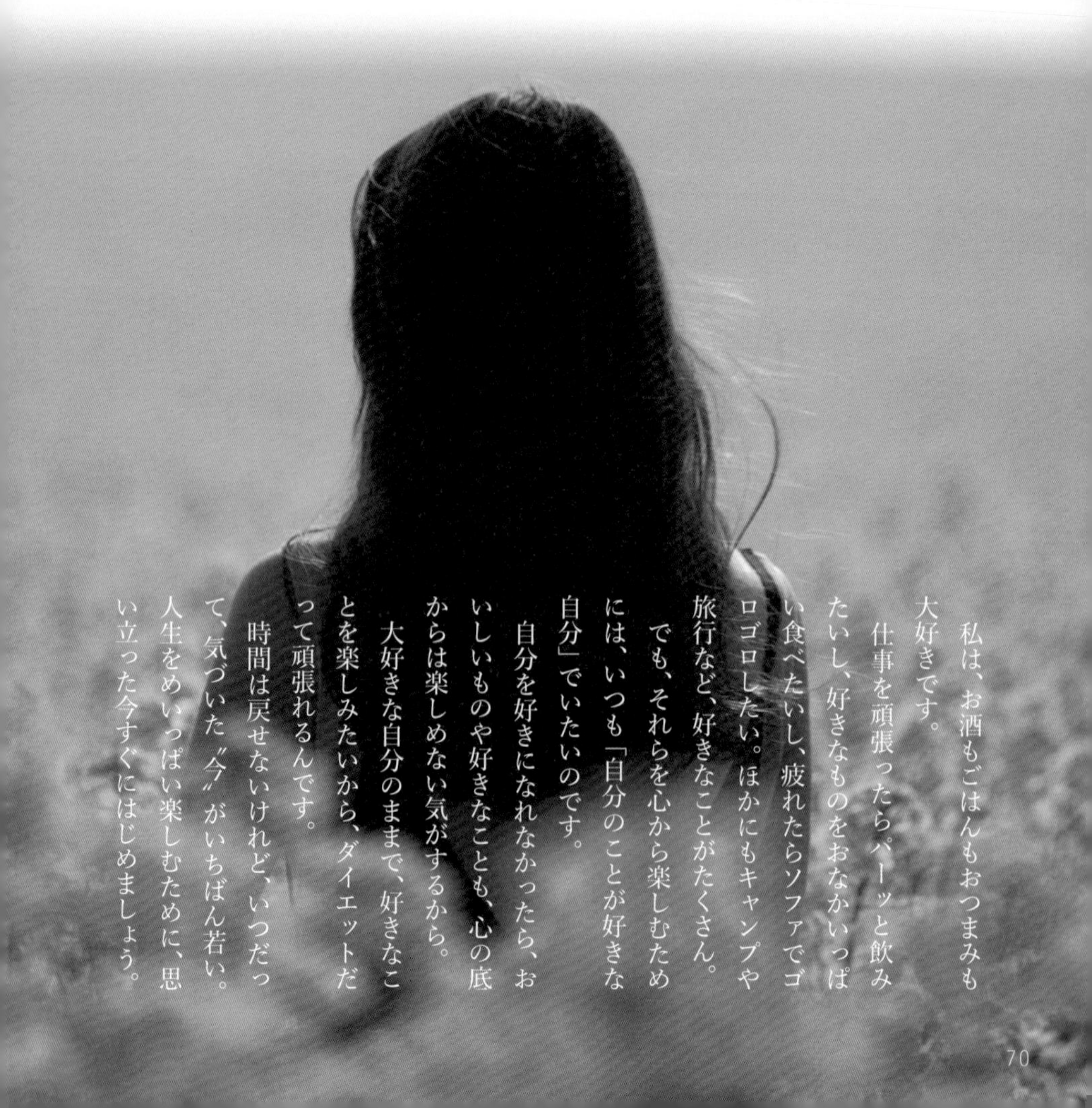

私は、お酒もごはんもおつまみも大好きです。

仕事を頑張ったらパーッと飲みたいし、好きなものをおなかいっぱい食べたいし、疲れたらソファでゴロゴロしたい。ほかにもキャンプや旅行など、好きなことがたくさん。

でも、それらを心から楽しむためには、いつも「自分のことが好きな自分」でいたいのです。

自分を好きになれなかったら、おいしいものや好きなことも、心の底からは楽しめない気がするから。

大好きな自分のままで、好きなことを楽しみたいから、ダイエットだって頑張れるんです。

時間は戻せないけれど、いつだって、気づいた〝今〟がいちばん若い。人生をめいっぱい楽しむために、思い立った今すぐにはじめましょう。

Part 3

体の中からきれいになれる
代謝アップ＆デトックスレシピ

代謝促進効果やお通じをよくする効果が期待できるレシピです。
たんぱく質や適量の脂質も意識して、
ダイエットはもちろん、肌や髪の〝きれい〟につなげましょう。

所要時間
18分

レンチン
8分

417kcal

たんぱく質18.6g
脂質28.2g
糖質17.8g

野菜たっぷりミルフィーユ

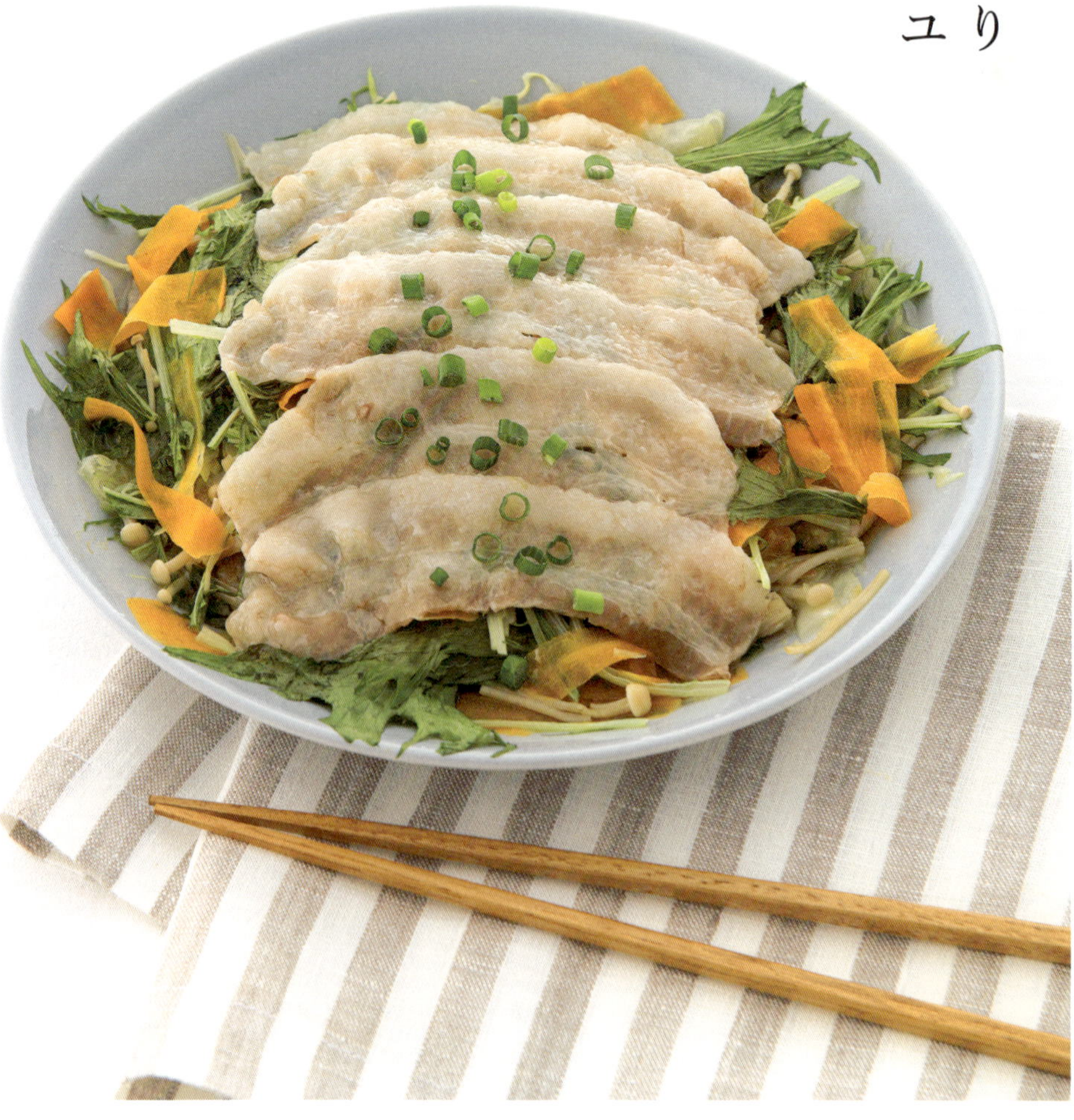

〔材料〕(1食分)

水菜 — 3株(約100g)
えのきだけ — ½袋(約100g)
キャベツ — ⅕個
にんじん — ½本
豚バラ肉 — 80g
A | 白だし(ストレートタイプ) — 大さじ1
　| 塩 — 少々
青ねぎの小口切り — 少々

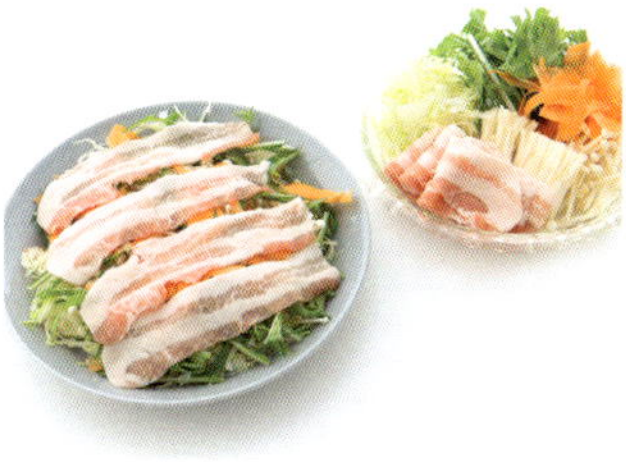

〔作り方〕

1 水菜、えのきだけは食べやすい大きさに、キャベツは細切りに、にんじんは薄切りにする(ピーラー使用がおすすめ)。
2 豚バラ肉は食べやすい大きさに切る。
3 耐熱皿に野菜の半量を敷き、豚肉の半量を広げてのせる。
4 残りの野菜、豚肉の順に、皿全体に敷き詰めるようにのせていく。
5 まぜ合わせたAを回し入れ、ラップをふんわりかけて、電子レンジで8分ほど加熱する。
6 ねぎを散らす。

Point　たっぷりの野菜はレンチンすることでかさが減って食べやすくなります。肉をいっしょに食べることで栄養バランスも◎。

Kiki's Episode

野菜を「ズルく」食べる

野菜はたくさん食べたいけど、生野菜はかさが大きくて食べにくい……。この悩みを解消するために考案したのがこのレシピ。野菜をお皿に盛った時点では「こんなにたくさん、絶対食べられない！」と感じますが、レンジで加熱することでかさが小さくなり、余裕で食べられちゃいます。しかも豚肉と野菜を重ねることで、肉のうまみが野菜にしみておいしい！

はやりのせいろ蒸しより簡単に、たっぷり野菜を栄養をあまりのがさず食べられます。まさに「ズルやせ」を体現したレシピ。野菜不足だなと感じたら、私もこれをもりもり食べています。

ジューシー蒸し鶏

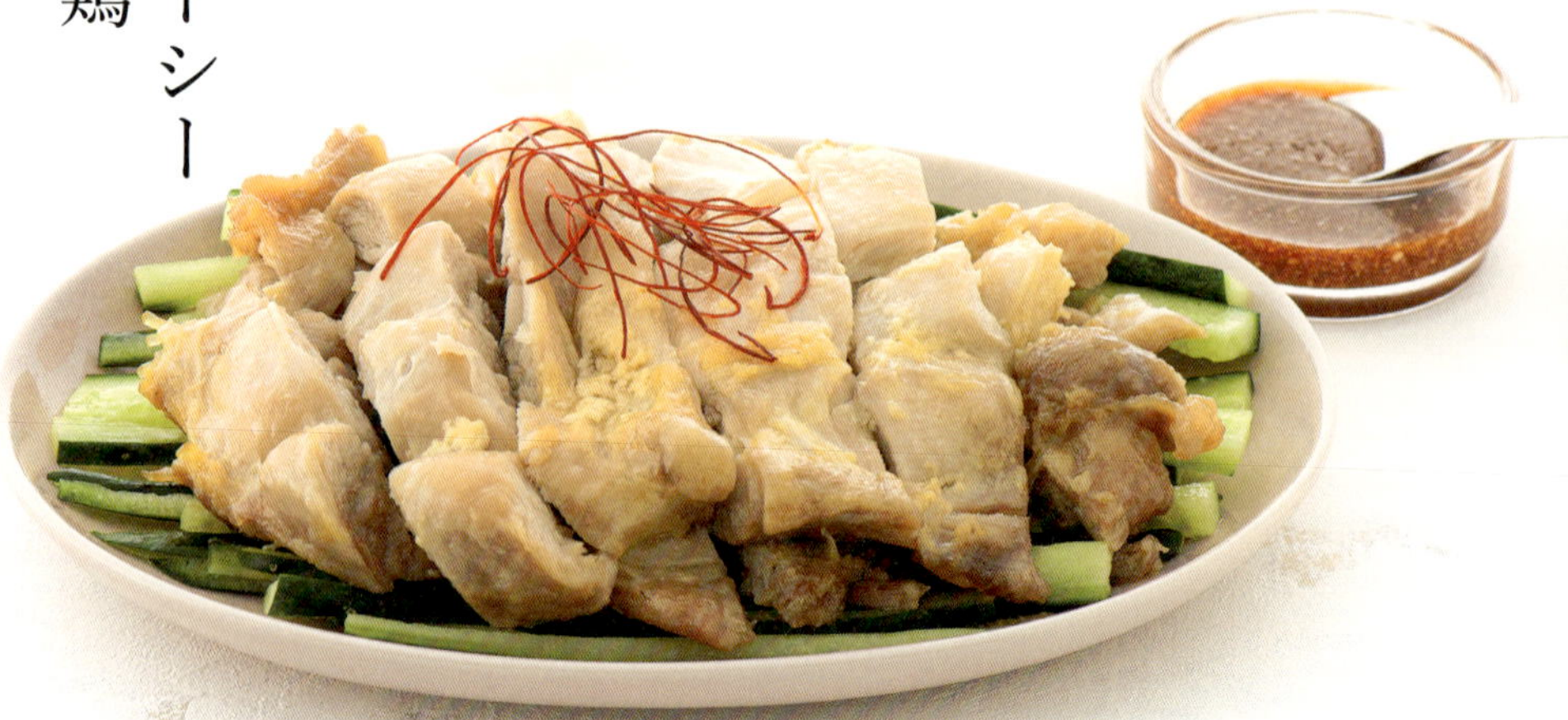

所要時間
16分

レンチン
7分

383kcal

たんぱく質33.2g
脂質17.0g
糖質27.7g

〔材料〕(1食分)

鶏もも肉(皮なし)—150g
砂糖—大さじ1
A しょうゆ—小さじ1
　鶏ガラスープのもと—小さじ1
　マヨネーズ—小さじ2
　酒—大さじ1
　かたくり粉—小さじ1
きゅうり—1本
糸切りとうがらし—少々
B すり白ごま—大さじ1
　しょうゆ—小さじ1
　コチュジャン、砂糖—各小さじ1
　水—大さじ1

〔作り方〕

1 鶏もも肉は切らずにポリ袋に入れ、砂糖を加えてもみ込む。
2 Aを加えてさらにもみ込む。
3 中身をポリ袋から出して耐熱容器に入れ、ラップをふんわりかけて、電子レンジで7分ほど加熱する。
4 細切りにしたきゅうりを器に敷き、食べやすい大きさに切った3を盛る。
5 糸切りとうがらしをのせ、Bをまぜ合わせたつけだれを添える。

Point　砂糖をもみ込み、下味をつけてからレンチンするので、やわらかくジューシーに仕上がります。お弁当のおかずにもおすすめ。

きのこと鶏の卵とじ

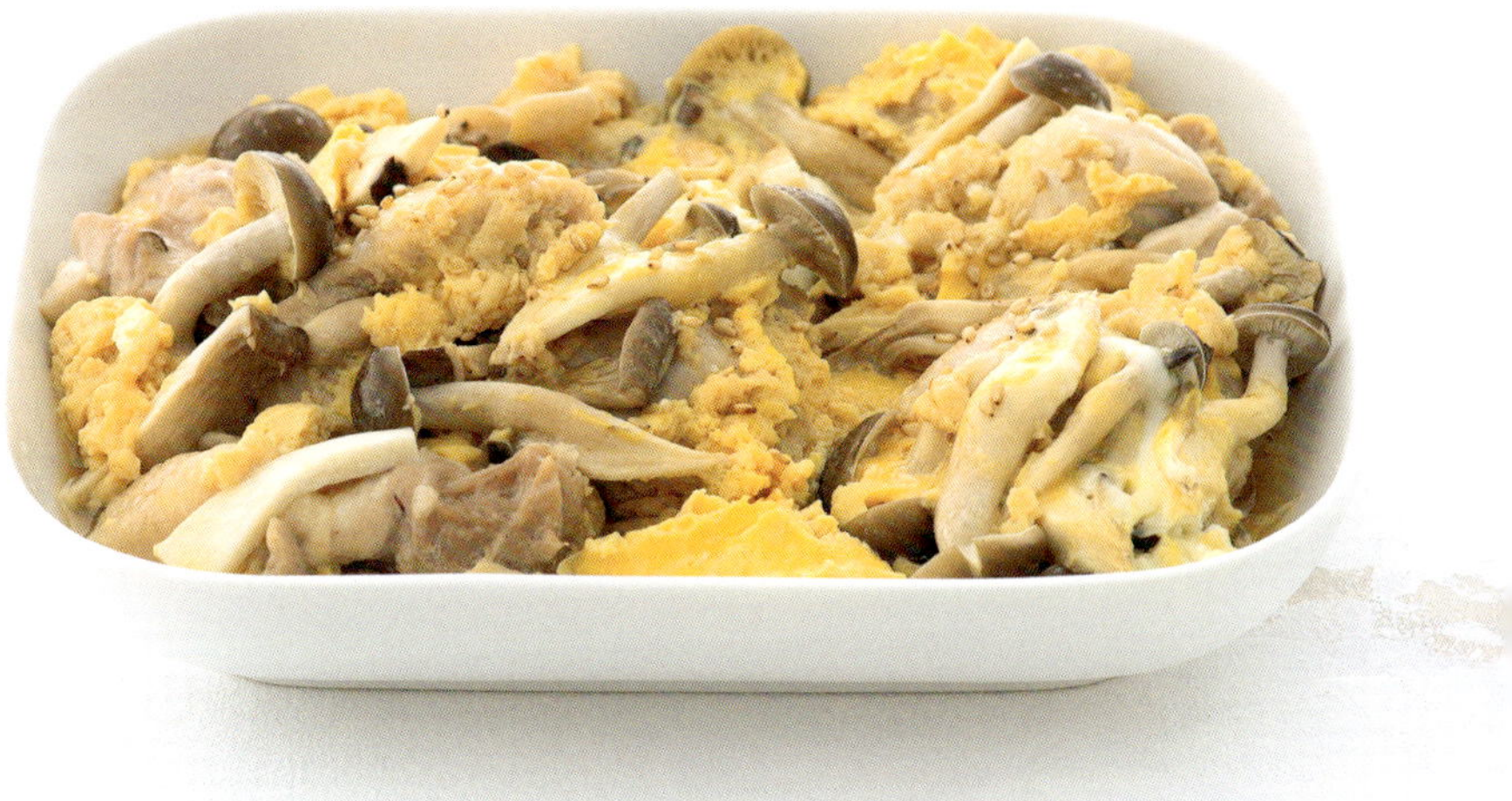

所要時間 12分

レンチン 6分

361kcal

たんぱく質56.4g
脂質8.3g
糖質24.8g

〔材料〕(1食分)

鶏胸肉(皮なし) — 200g
しめじ — ½株(約90g)
エリンギ — 1本
卵 — 1個
A 鶏ガラスープのもと — 小さじ1
　砂糖 — 小さじ2
　酒 — 小さじ2
　みりん — 小さじ2
　しょうゆ — 小さじ2
　水 — 大さじ2
いり白ごま — 少々

Point　たんぱく質豊富で、ごはんとの相性もバッチリ。りっぱな主菜になります。

〔作り方〕

1. 鶏胸肉は食べやすい大きさに切り、しめじは小房に分け、エリンギは細切りにする。
2. 耐熱容器に鶏胸肉、エリンギ、しめじの順で並べ入れる。
3. まぜ合わせたAを回し入れ、ラップをふんわりかけて電子レンジで4分30秒ほど加熱する。
4. 一度とり出し、といた卵を回し入れ、ラップをふんわりかけて再度電子レンジで1分30秒ほど加熱する。
5. ごまを振る。

所要時間
16分

レンチン
10分

318kcal

たんぱく質29.5g
脂質17.7g
糖質12.0g

ツナとうふグラタン

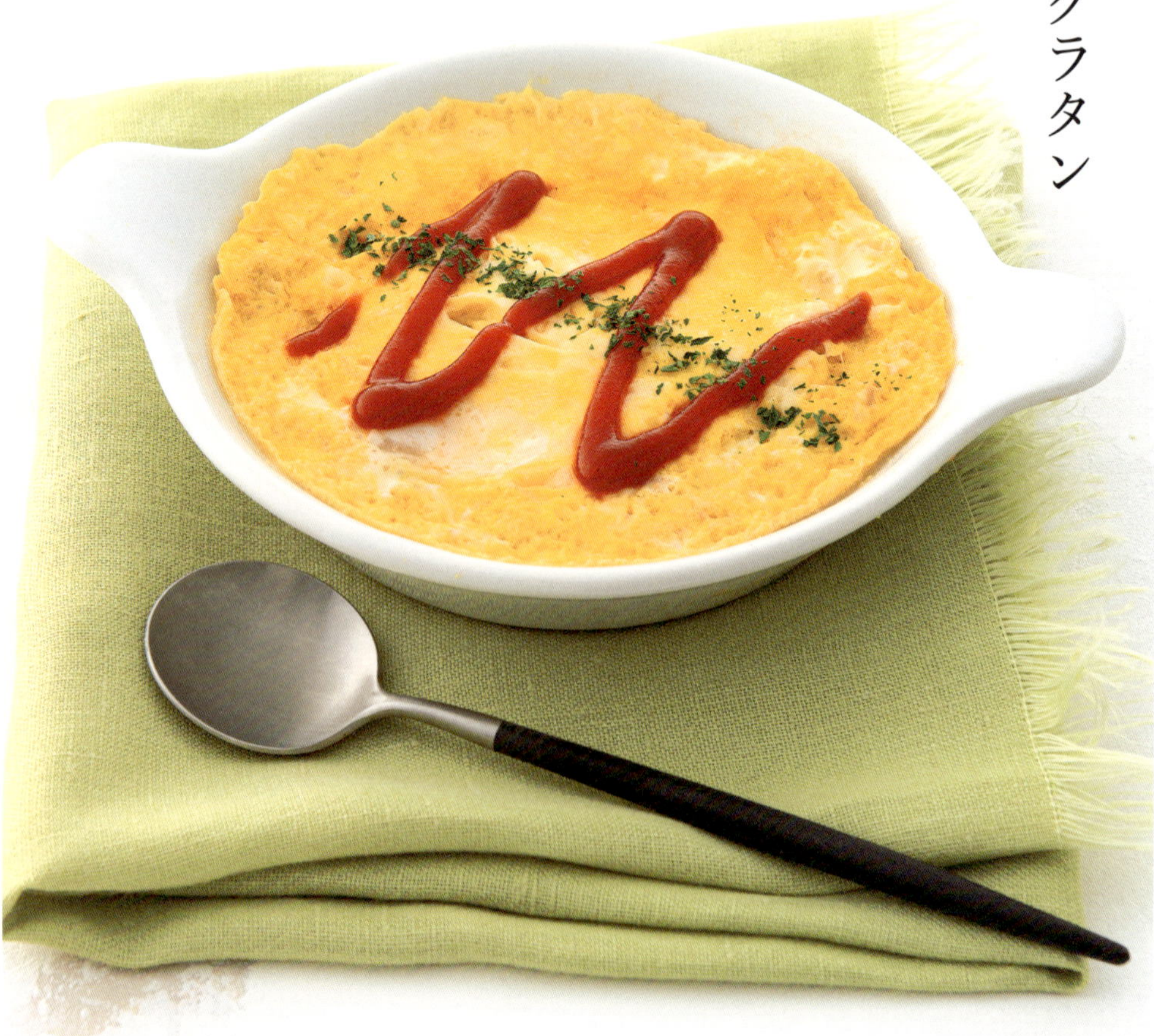

〔材料〕(1食分)

とうふ(絹ごし) — 150g
ツナ缶(ノンオイル・70g入り) — 1缶
A｜顆粒スープ(コンソメ) — 小さじ1
　｜オリーブオイル — 小さじ1
　｜トマトケチャップ — 小さじ1
卵 — 1個
ピザ用チーズ — 15g
トマトケチャップ(仕上げ用)
　— 小さじ2
ドライパセリ — 少々

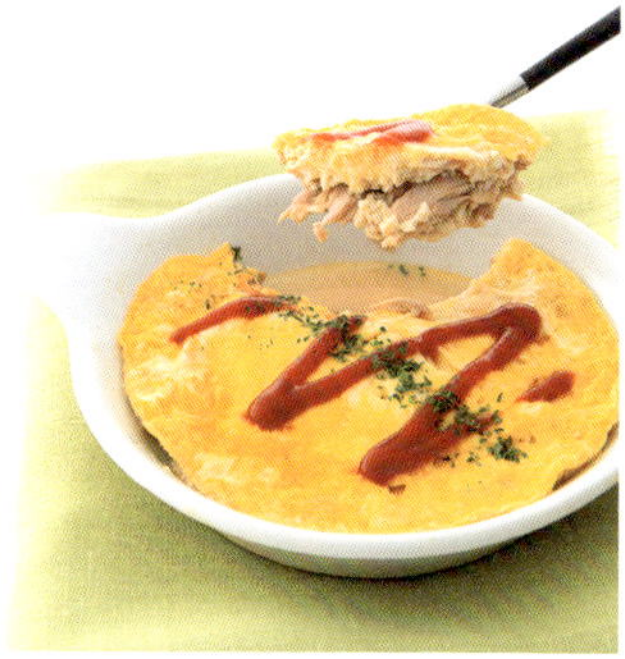

〔作り方〕

1 とうふはキッチンペーパーで包み、耐熱皿にのせ、ラップをかけずに電子レンジで2分ほど加熱する。加熱中に出た水分はとり除く。

2 とうふを耐熱容器に移し、よくすりつぶす。
　＊フォークや泡立て器を使うとつぶしやすい。

3 缶汁をきったツナ、Aを加え、まぜ合わせる。

4 といた卵を回し入れ、チーズをのせる。

5 ラップをふんわりかけて、電子レンジで8分ほど加熱する。
　＊焼き目をつけたい場合は、トースター(200℃・約8分)で焼く。

6 ケチャップをかけ、ドライパセリを振る。

Point　ダイエット中に洋食が食べたくなったときに作ってほしい一品。グラタン風の見た目で、脳が満足するレシピです。

Kiki's Episode

とうふを「洋食」に変える

とうふは、低脂質・低糖質・高たんぱく質でダイエットの強い味方です。

とうふを使った料理といえば、冷ややっこ、みそ汁、なべ物など「和食」が多いですよね。とうふ料理に飽きたとき、とうふの概念を変えて、「ザ・洋食」にしてしまおうと考案したのがこのレシピです。

ダイエット中は脂質や糖質が多いグラタンなんてご法度というイメージがありますが、とうふを使えばこんなに簡単に、おいしいグラタンを楽しめるんです。チーズだって、少しくらいなら大丈夫。和食も洋食も大好きな私は、楽しみながらダイエットを続けるためにとり入れています。

みそマヨ風味の鮭のきのこ蒸し

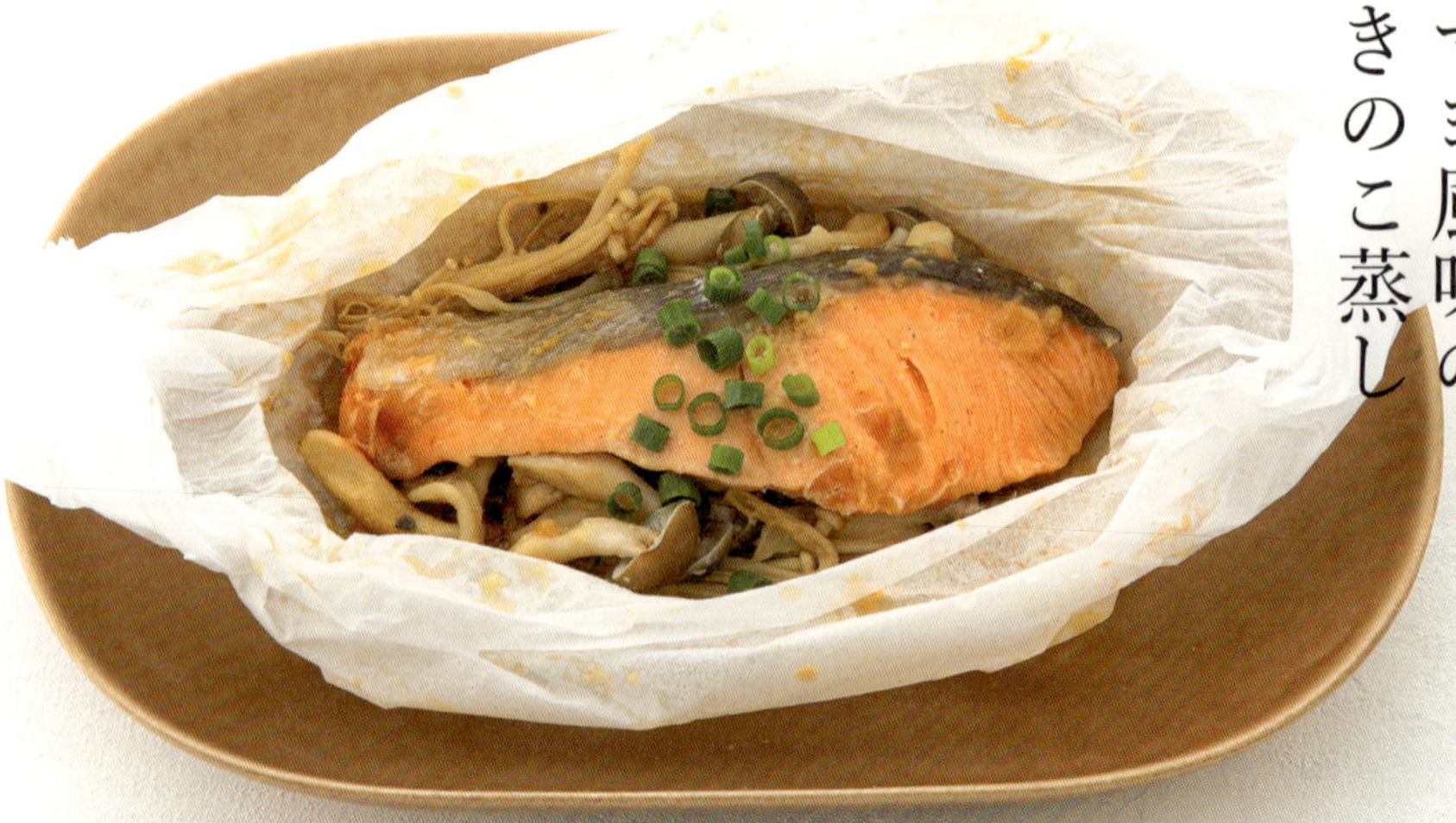

所要時間 12分

レンチン 6分

187kcal

たんぱく質22.3g
脂質6.4g
糖質12.9g

〔 材料 〕(1食分)

生鮭(切り身) — 1切れ(約80g)
しめじ — ½株(約90g)
えのきだけ — ½袋(約100g)

A
- 合わせみそ — 小さじ1
- マヨネーズ — 小さじ1
- みりん — 小さじ1
- 酒 — 大さじ1
- 塩、こしょう — 各少々

青ねぎの小口切り — 少々

Point　みそとマヨネーズが鮭にぴったり。栄養満点でメインのおかずとして大活躍。鮭の良質な脂といっしょに蒸されたきのこも絶品です。

〔 作り方 〕

1 しめじはほぐし、えのきだけは食べやすい大きさに切る。
2 Aをまぜ合わせる。
3 耐熱皿に大きめにカットしたクッキングシートを敷き、1を並べ、鮭をのせ、2を回しかける。
4 クッキングシートで包み、キャンディのように端をねじる。
5 電子レンジで6分ほど加熱し、ねぎを散らす。

お手軽タッカルビ

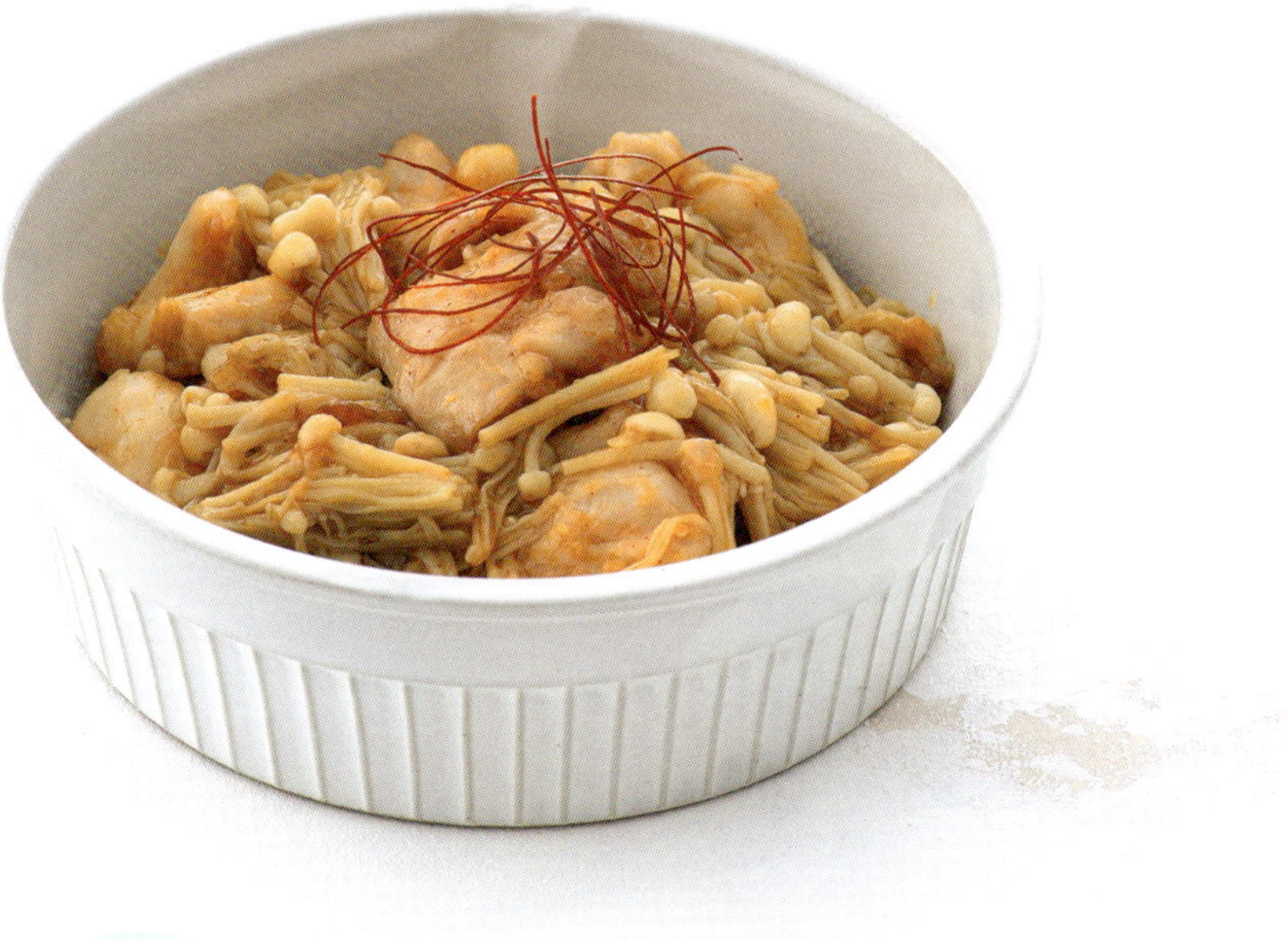

所要時間
14分

レンチン
7分

377kcal
たんぱく質43.7g
脂質12.7g
糖質25.6g

〔材料〕(1食分)

鶏もも肉(皮なし) — 200g
えのきだけ — 1袋(約200g)
かたくり粉 — 大さじ1
A しょうゆ — 小さじ2
コチュジャン — 小さじ2
酒 — 小さじ2
砂糖 — 小さじ1
ごま油 — 小さじ1
にんにく(チューブ) — 2cm
糸切りとうがらし — 少々

〔作り方〕

1 鶏もも肉は食べやすい大きさに切り、ポリ袋に入れてかたくり粉をまぶしておく。
2 耐熱容器にAを入れ、まぜ合わせる。
3 鶏もも肉、食べやすい大きさに切ったえのきだけを加え、まぜ合わせる。
4 ラップをふんわりかけて、電子レンジで7分ほど加熱する。
5 糸切りとうがらしをのせる。

Point 韓国料理が好きな人におすすめのレシピ。あのタッカルビの味がレンチンで簡単に作れます。ピリ辛味で発汗作用＆代謝アップ作用も。

いつでもおいしい大根ツナ丼

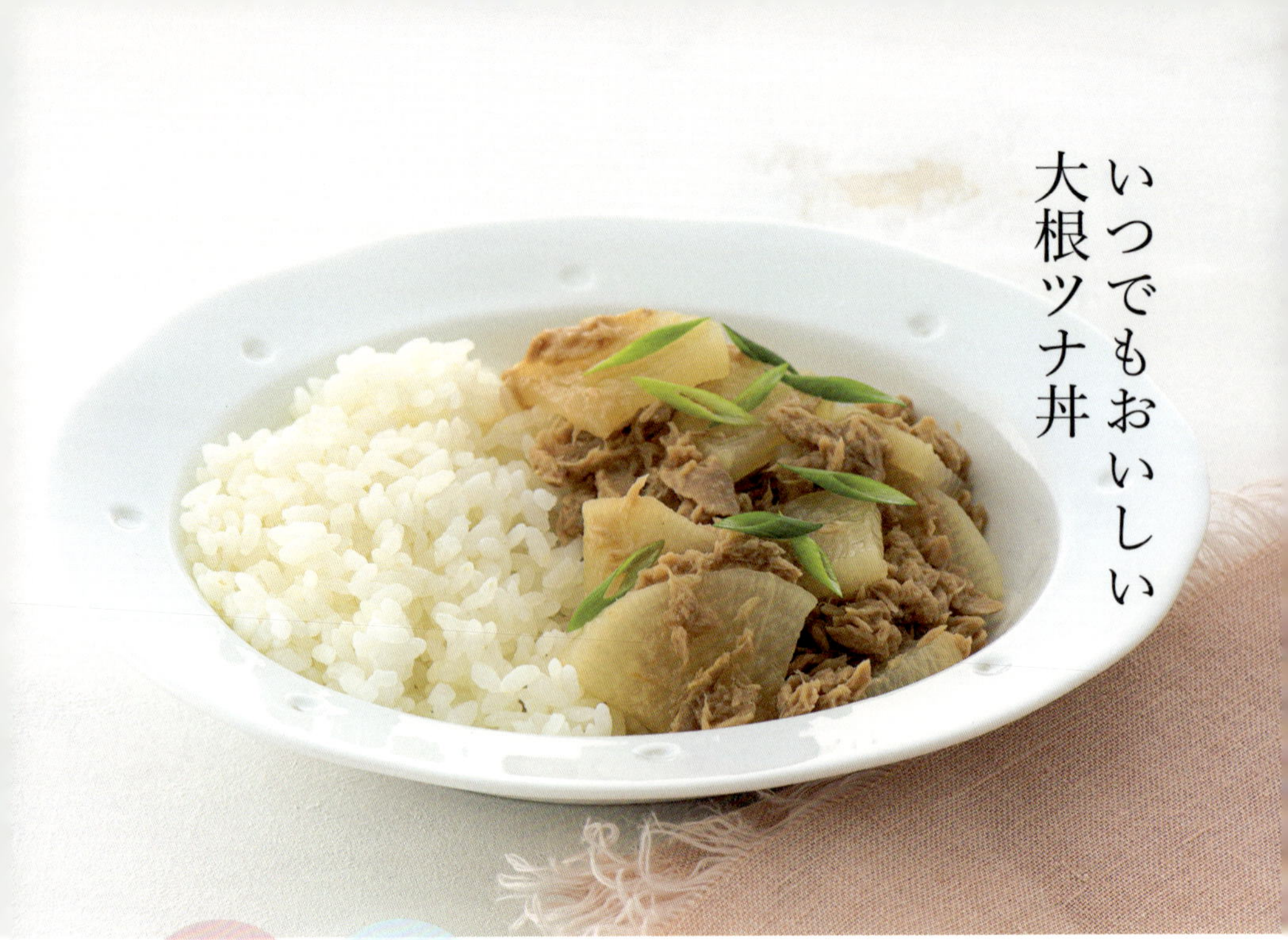

所要時間 15分

レンチン 10分

238kcal

たんぱく質15.0g
脂質0.6g
糖質43.3g

〔材料〕(1食分)

ツナ缶(ノンオイル・70g入り) — 1缶
大根 — 3cm
A | めんつゆ(2倍濃縮) — 小さじ2
鶏ガラスープのもと — 小さじ1
水 — 大さじ1
あたたかいごはん — 100g
青ねぎの斜め切り — 少々

〔作り方〕

1 大根は1cm厚さのいちょう切りにする。
2 耐熱容器にAを入れ、まぜ合わせる。
3 大根、缶汁をきったツナを加え、軽くまぜる。
4 ラップをふんわりかけて、電子レンジで10分ほど加熱する。
5 器にごはんと4を盛り、ねぎを散らす。

Point　腸の働きを助けてくれる大根がたっぷり。つい食べすぎてしまった日の翌日におすすめのリセットレシピです。

無限に食べられるセロリ丼

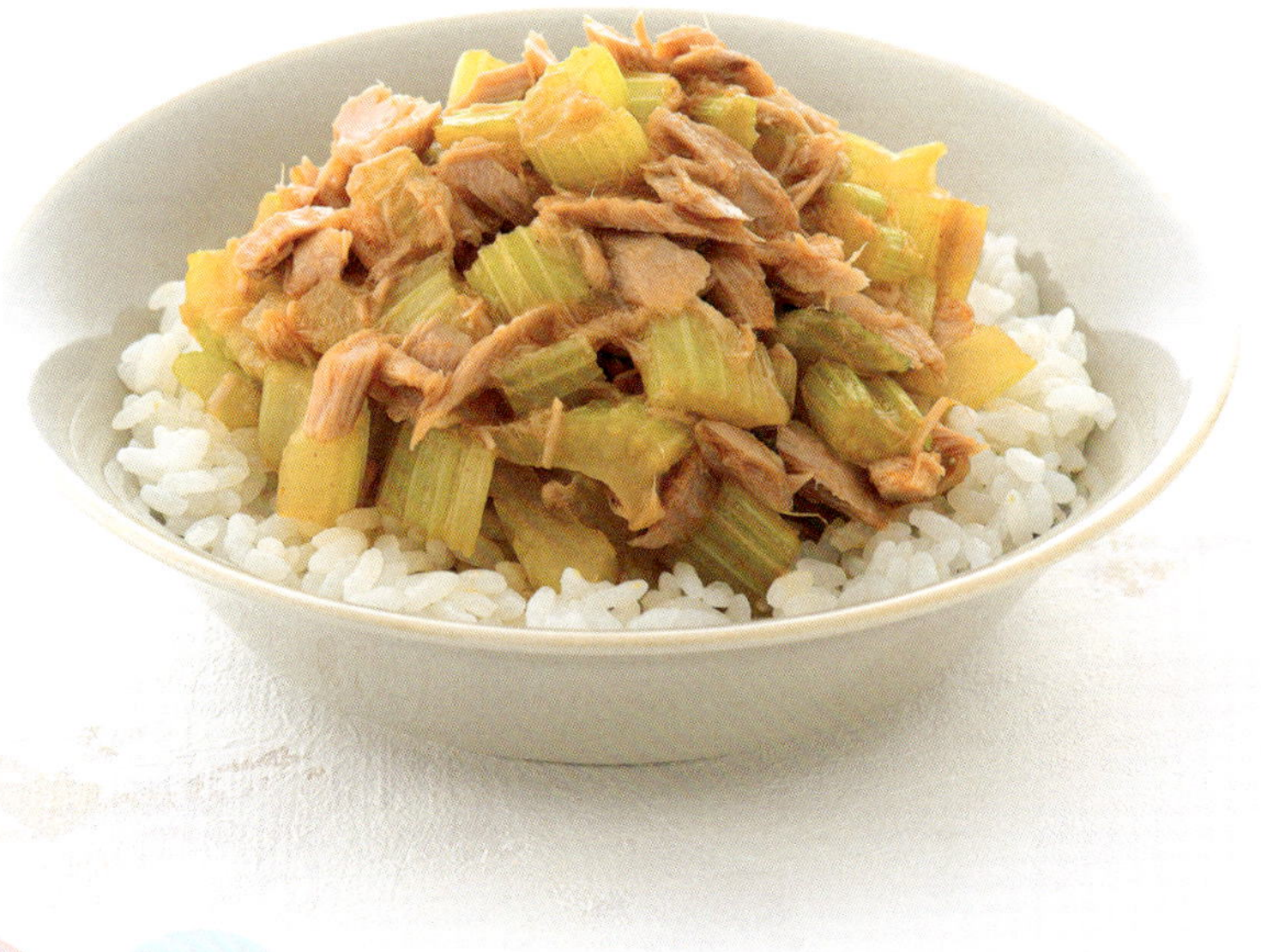

所要時間
8分

レンチン
2分30秒

223kcal
たんぱく質9.0g
脂質2.5g
糖質39.9g

〔材料〕(1食分)

セロリ(茎) — 1本
ツナ缶(ノンオイル・70g入り) — ½缶

A
- にんにく(チューブ) — 1cm
- ごま油 — 小さじ½
- コチュジャン — 小さじ½
- 鶏ガラスープのもと — 小さじ½
- しょうゆ — 小さじ½
- 砂糖 — 小さじ½
- 塩、こしょう — 各少々

あたたかいごはん — 100g

〔作り方〕

1 耐熱容器に缶汁をきったツナ、Aを入れてまぜ合わせる。
2 1cm幅に切ったセロリを加え、まぜ合わせる。
3 ラップをふんわりかけて、電子レンジで2分30秒ほど加熱する。
4 器にごはんを盛り、3をのせる。

Point　ずっと苦手だったセロリが大好きになったレシピです。セロリは栄養豊富で美肌効果や疲労回復効果も期待できます。

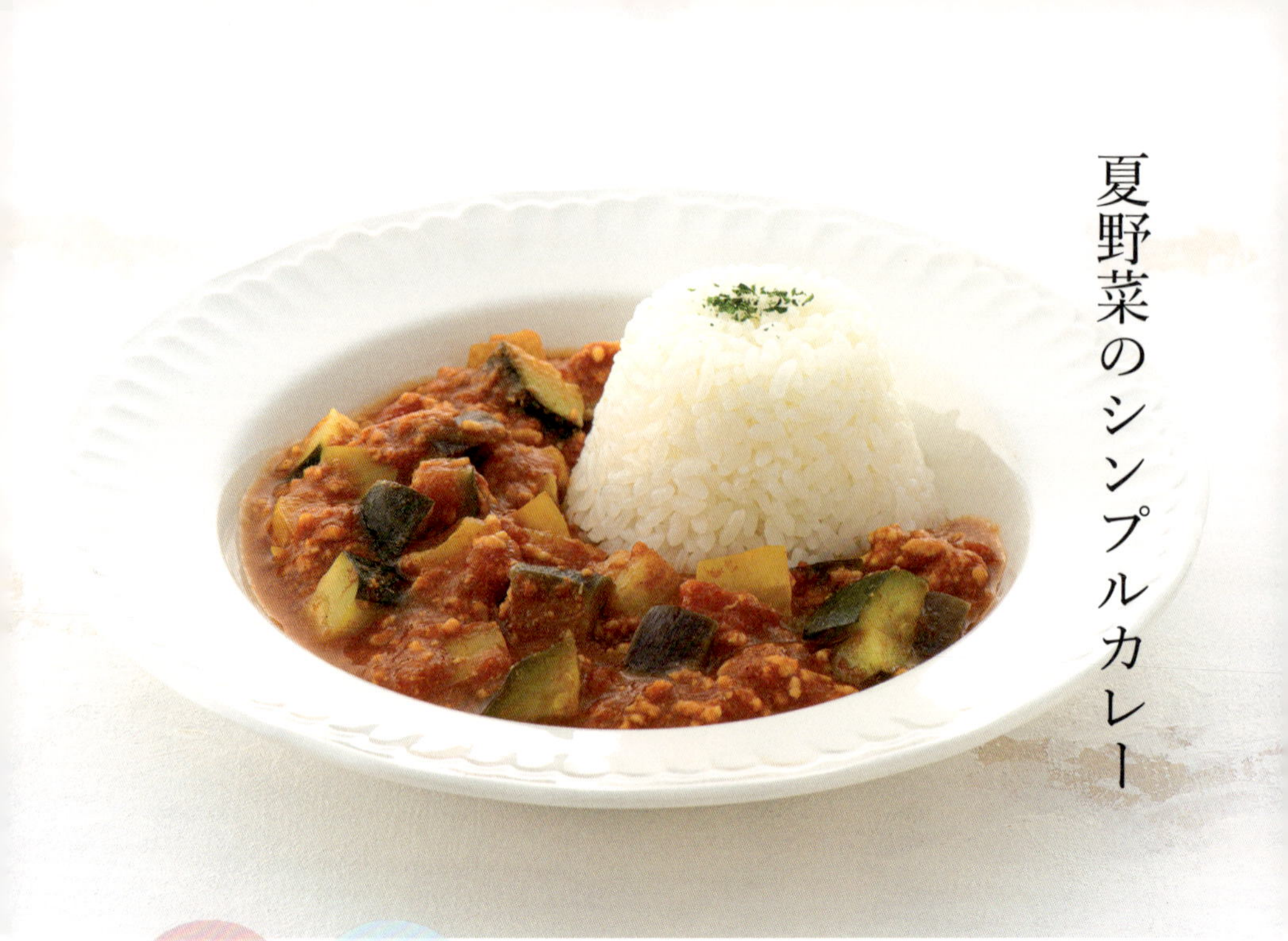

夏野菜のシンプルカレー

所要時間
17分

レンチン
10分

294kcal

たんぱく質12.3g
脂質5.1g
糖質48.5g

〔材料〕(1食分)

なす — ¼個
パプリカ(黄) — ¼個
ズッキーニ — ¼本
鶏ひき肉 — 40g
A | カットトマト缶 — ¼缶
水 — 25ml
砂糖 — 小さじ1
顆粒スープ(コンソメ) — 小さじ½
カレー粉 — 小さじ1
鶏ガラスープのもと — 小さじ1
あたたかいごはん — 100g
ドライパセリ — 少々

〔作り方〕

1 なす、パプリカ、ズッキーニは1cm角に切る。
2 耐熱容器にAを入れてまぜ、1、鶏ひき肉を加えてまぜ合わせる。
3 ラップをふんわりかけて、電子レンジで5分ほど加熱する。
4 一度とり出して軽くまぜ、ラップをふんわりかけて再度電子レンジで5分ほど加熱する。
5 器にごはんを盛ってドライパセリを振り、4を盛る。

Point　カレーは高カロリーのイメージですが、ルゥを使わず低カロリーにしました。

ブロッコリーとツナのリゾット

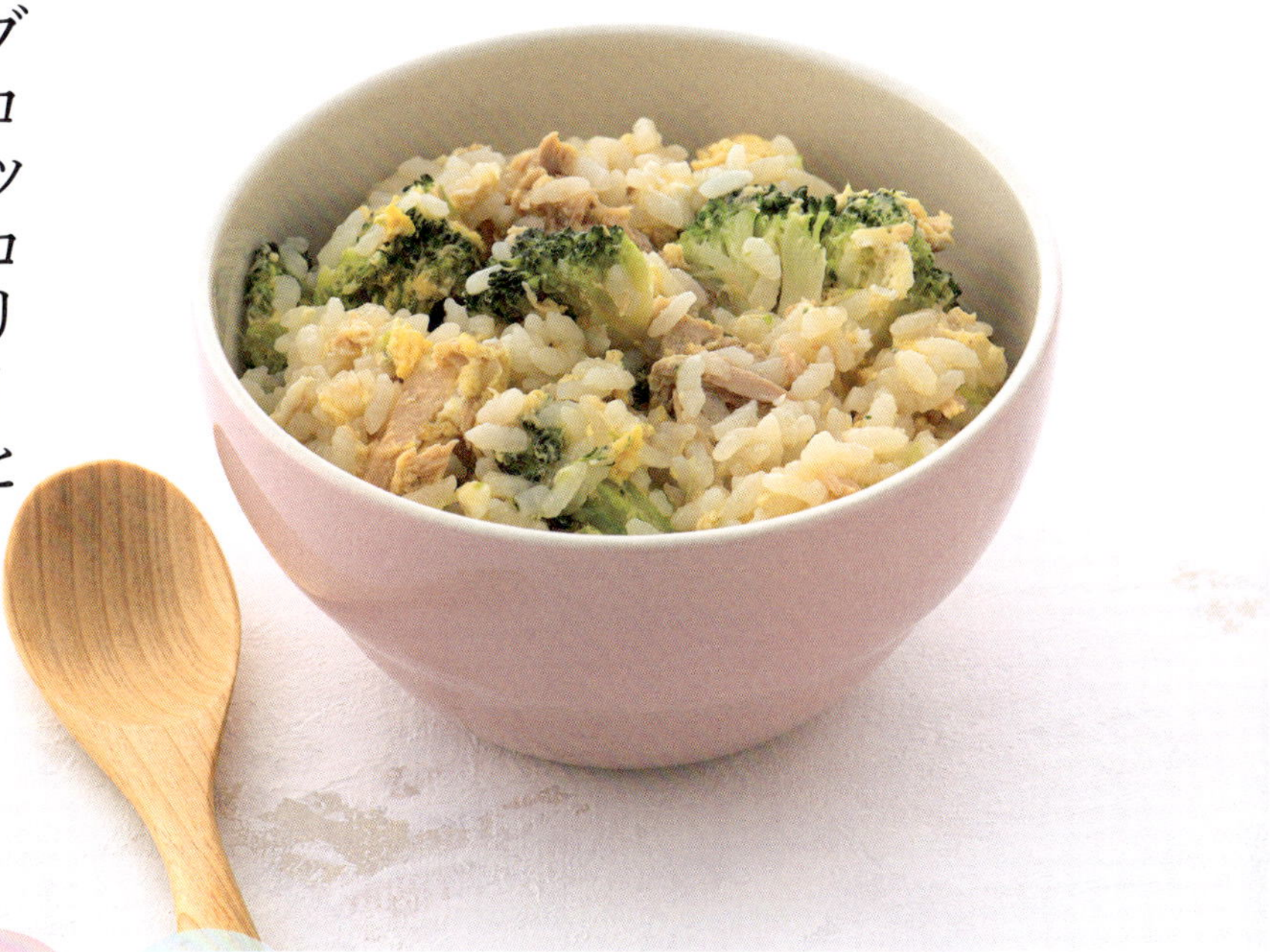

所要時間 11分

レンチン 7分

336kcal

たんぱく質25.0g
脂質5.4g
糖質48.4g

〔材料〕(1食分)

ツナ缶(ノンオイル・70g入り) — 1缶
ブロッコリー(冷凍) — 100g
あたたかいごはん — 100g
A 水 — 200ml
鶏ガラスープのもと — 小さじ1
しょうゆ — 小さじ2
みりん — 小さじ2
卵 — 1個

〔作り方〕

1 耐熱容器にAを入れ、まぜ合わせる。
2 缶汁をきったツナ、ブロッコリー、ごはんを加えて、まぜ合わせる。
3 さらにといた卵を回し入れる。
4 ラップをふんわりかけて、電子レンジで7分ほど加熱する。

Point たんぱく質や塩分排出効果のあるカリウムを多く含むブロッコリーを入れたリゾットです。飲み会の翌日などにおすすめ。

ピーマン×おかかおにぎり

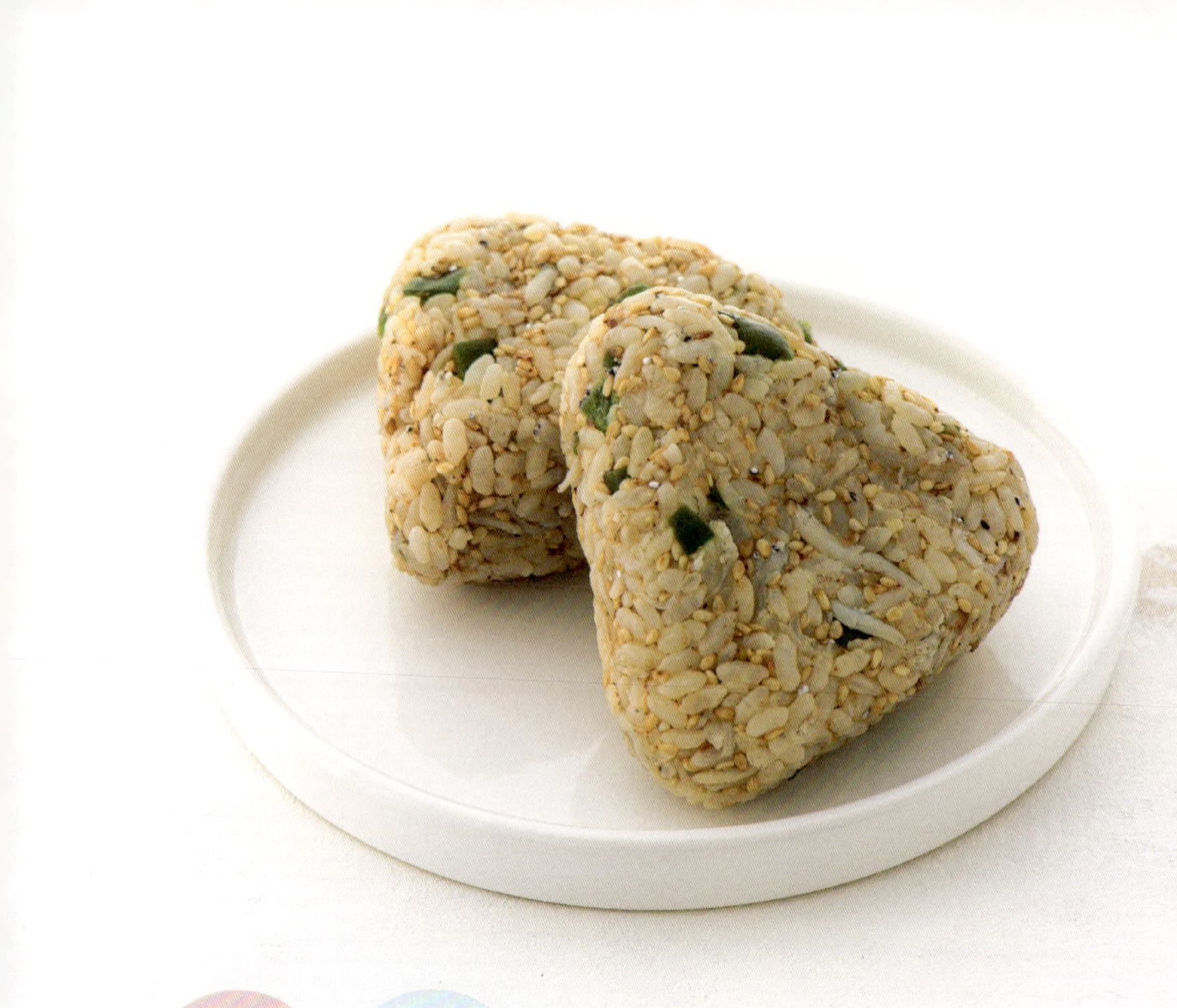

所要時間
6分

レンチン
1分

460kcal

たんぱく質20.5g
脂質14.6g
糖質58.9g

〔材料〕(2個分)

あたたかいごはん — 150g
ピーマン — 1個
しょうゆ — 大さじ1
しらす — 24g
かつお節 — 1パック
いり白ごま — 大さじ3

〔作り方〕

1 ピーマンは大きめのみじん切りにする。
2 耐熱容器にピーマンとしょうゆを入れ、ラップをふんわりかけて、電子レンジで1分ほど加熱する。
3 ごはん、しらす、ごま、かつお節を加えてまぜ合わせ、半量ずつラップで包んでおにぎりを作る。

Point　ピーマン×おかかがおにぎりによく合います。おにぎりはごはんの量を決められるので、つい白米を食べすぎてしまう人におすすめ。たくさん作って冷凍しても◎。

とうふと卵の親子丼風

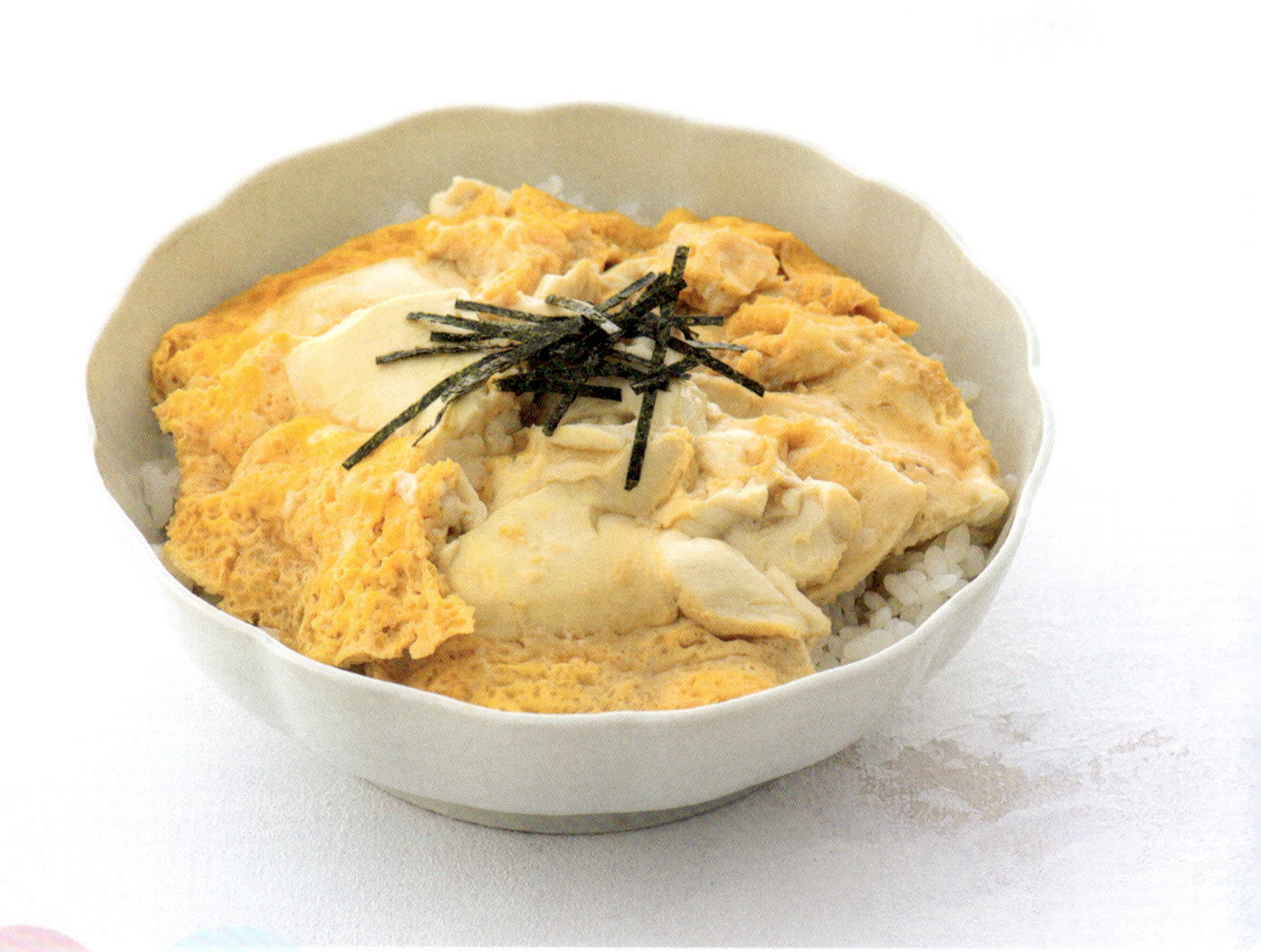

所要時間
10分

レンチン
5分

350kcal

たんぱく質18.6g
脂質9.7g
糖質45.4g

〔材料〕(1食分)

とうふ(絹ごし) — 150g
卵 — 1個
A めんつゆ(2倍濃縮) — 40ml
　水 — 大さじ2
あたたかいごはん — 100g
刻みのり — 少々

〔作り方〕

1 とうふはキッチンペーパーで包み、耐熱皿にのせ、ラップをかけずに電子レンジで2分ほど加熱する。加熱中に出た水分はとり除く。
2 耐熱容器にAを入れてまぜ合わせる。
3 さらに加熱したとうふを食べやすい大きさに切って入れ、といた卵を回し入れる。
4 ラップをふんわりかけて、電子レンジで3分ほど加熱する。
5 器にごはんを盛り、4、刻みのりをのせる。

Point　鶏肉のかわりにとうふを使いました。鶏肉なしでも、親子丼を食べているかのような満足感があります。

所要時間
8分

169kcal

たんぱく質8.4g
脂質8.9g
糖質11.3g

楽ちんしらたきビビンめん

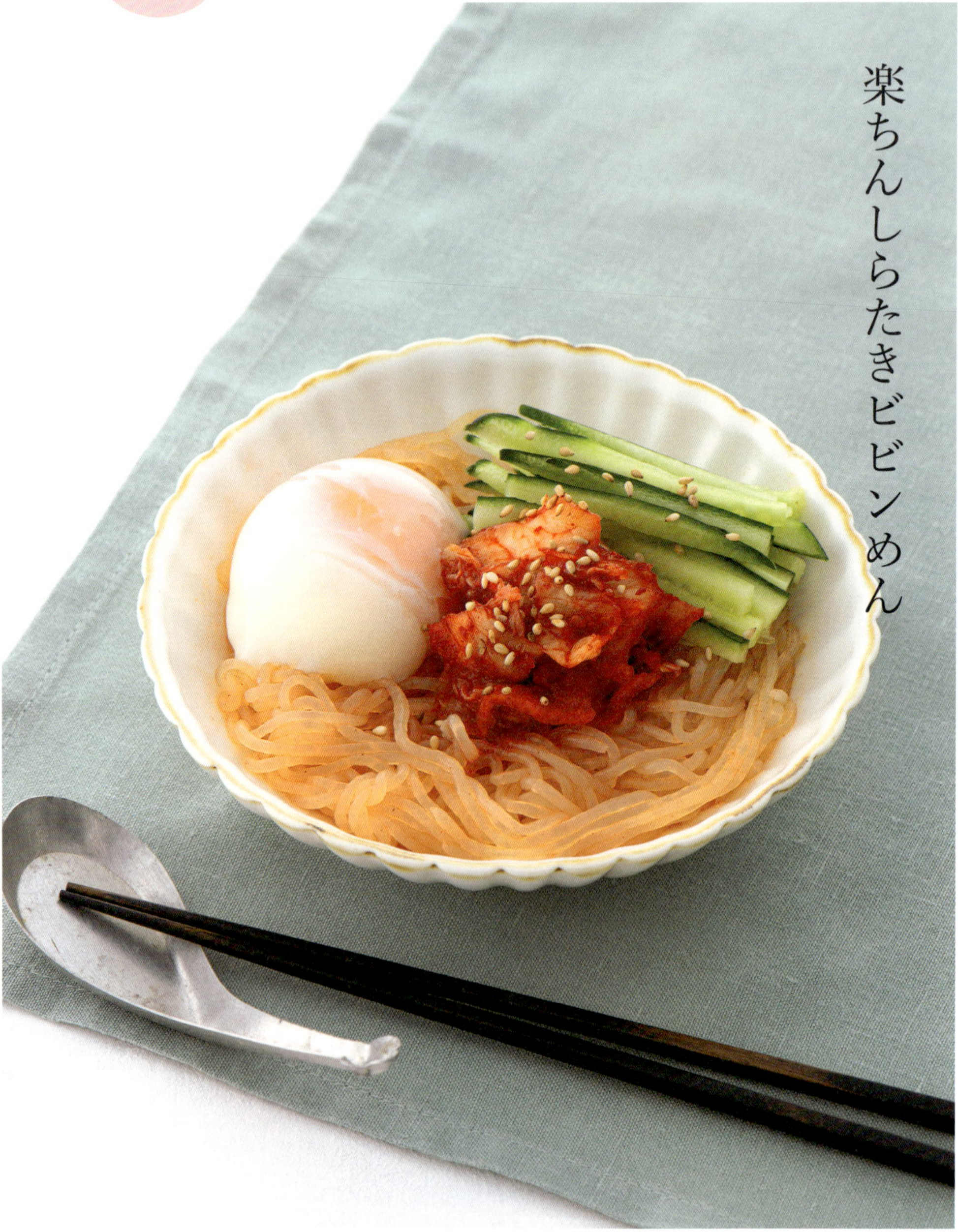

〔 材料 〕(1食分)

しらたき — 150g
砂糖 — 小さじ1
A｜しょうゆ — 小さじ1
｜酢 — 小さじ1
｜ごま油 — 小さじ1
｜コチュジャン — 小さじ1
きゅうり — ½本
白菜キムチ — 30g
温泉卵 — 1個
いり白ごま — 少々

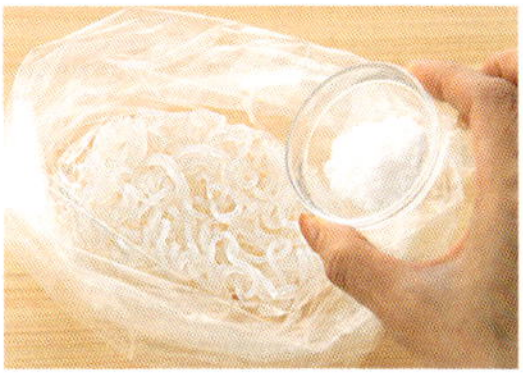

作り方 1
しらたきに砂糖を加えて
もみ込み、アクを抜く。

〔 作り方 〕

1 しらたきはポリ袋などに入れ、砂糖を加えてもみ込む。
2 しらたきをざるにとり、砂糖を洗い流して水けをきる。
3 深さのある器にAを入れてまぜ、しらたきを加えてあえる。
4 細切りにしたきゅうり、キムチ、温泉卵をのせ、ごまを振る。

Point　しらたきを冷めんがわりにしてみたら、これが大正解！ ツルッとしたのどごしで、食欲のないときにもおいしく食べられます。

Kiki's Episode

大好き冷めんをしらたきで

私はもともと冷めんが大好物。ダイエットをはじめる前は、週1ペースで食べていました。

実はダイエットの知識があまりなかったころ「めんが半透明だしスープも透き通っているから、熱量も低いはず！」と思い込んでいたのです。いつもスーパーで買っていた市販の冷めんが、スープ込みで約500kcal、炭水化物約95gと知ったときは衝撃でした（具を追加すれば600kcal超）。

そこで思いついたのが、このしらたきを使ったビビンめん。低エネルギーで冷めんのような風味や食感を楽しめます。インスタでも「新発見です！」とコメントをいただき、反響の大きいレシピです。

所要時間
8分

レンチン
5分

381kcal
たんぱく質29.4g
脂質21.7g
糖質20.5g

カレー風味のそぼろサラダ

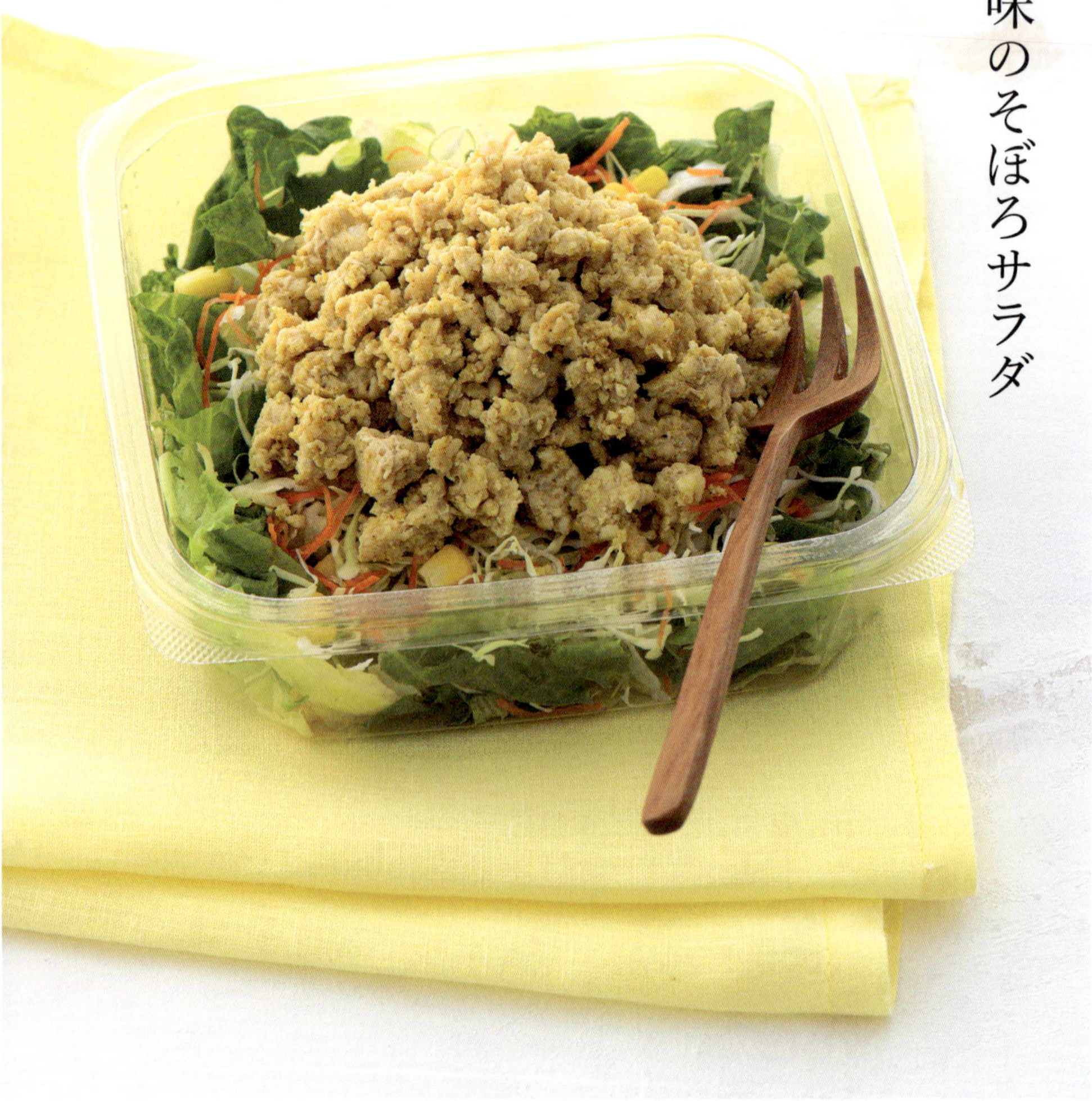

〔材料〕(1食分)

A
- 鶏ひき肉 — 150g
- 合わせみそ — 小さじ2
- 砂糖 — 大さじ1
- 酒 — 小さじ1
- オリーブオイル — 小さじ1
- カレー粉 — 小さじ2
- 水 — 小さじ1

サラダパック(好みのもの) — 適量

〔作り方〕

1 耐熱容器にAを入れ、まぜ合わせる。

2 ラップをふんわりかけて、電子レンジで5分ほど加熱する。

3 サラダパックのサラダの上に2をのせる。

Point そぼろは冷蔵室で3〜4日保存可能なので多めに作って「作りおき」にするのもおすすめ。

Kiki's Episode

サラダをワンランク上げる

サラダって、自分で一から作るのは意外とめんどう。野菜を洗って、切って、水けをきって、盛りつけて。だから、スーパーやコンビニのカット野菜やサラダパックに助けられています。

でも、それだけじゃ味けないから、ひと手間加えて簡単にできるそぼろを足せば、りっぱな一品になります。このひと手間が、心の満足につながるんです。

レシピのポイントは、そぼろの味つけ。カレー風味でエスニックに、みそや砂糖でコクと甘みも出しています。この、ちょっとしたコクと甘みで満足感がさらにアップ。ごはんにも合うそぼろなので、私はお弁当にも活用しています。

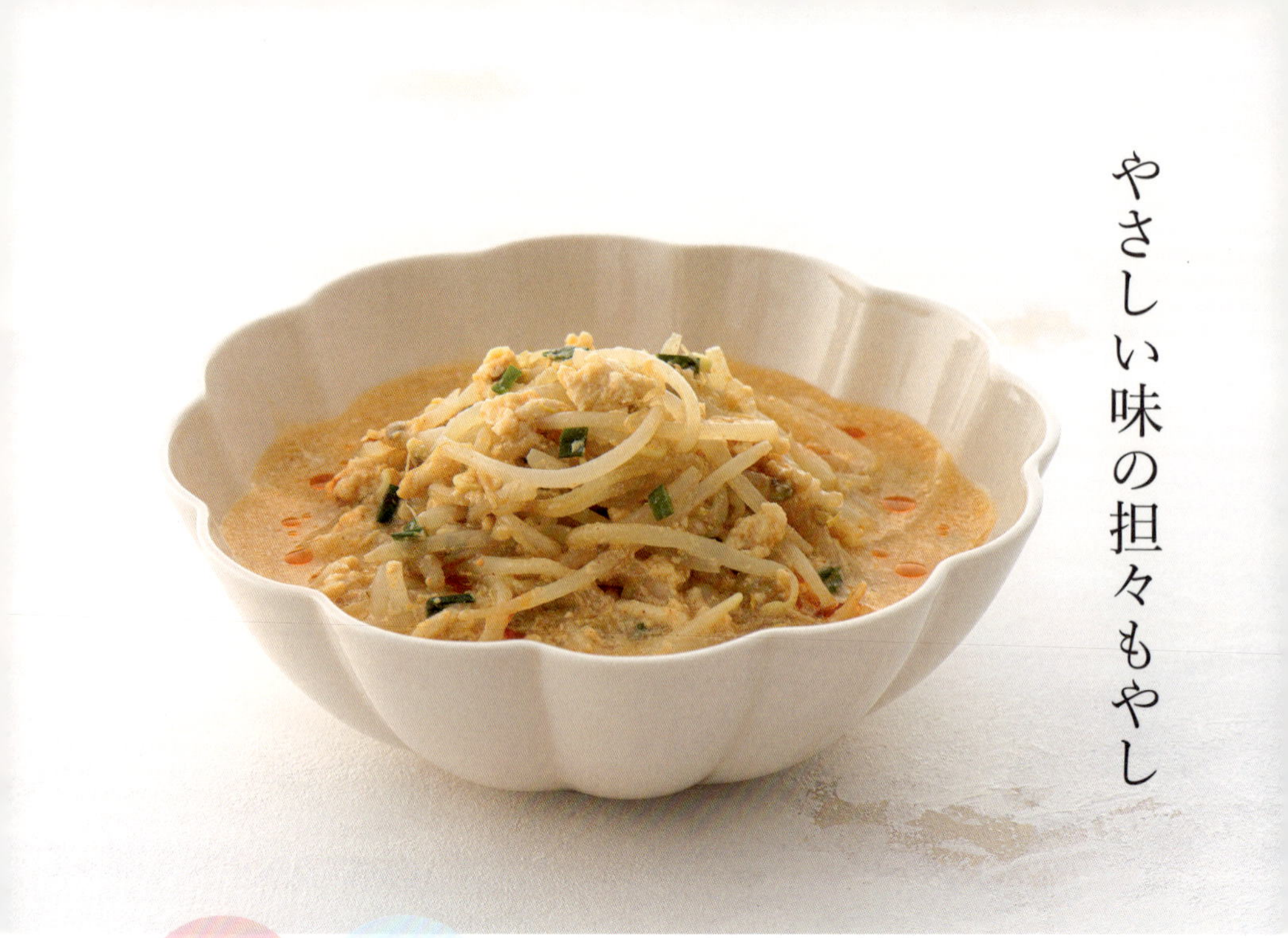

やさしい味の担々もやし

所要時間
10分

レンチン
4分

289kcal

たんぱく質21.3g
脂質16.8g
糖質14.4g

〔材料〕(1食分)

もやし — 1袋(200g)
鶏ひき肉 — 60g

A
- 豆乳(無調整) — 150g
- コチュジャン — 小さじ1
- 鶏ガラスープのもと — 小さじ1
- すり白ごま — 小さじ1
- 白だし(ストレートタイプ) — 小さじ2
- ごま油 — 小さじ1
- にんにく(チューブ) — 2㎝
- 青ねぎの小口切り — 3g

ラー油 —少々

〔作り方〕

1 Aを耐熱容器に入れ、まぜ合わせる。
2 もやし、鶏ひき肉を加えて軽くまぜ、ラップをふんわりかけて、電子レンジで4分ほど加熱する。
3 ラー油をかける。

Point ピリ辛だけど、豆乳でまろやかな風味に仕上げています。もやしをおいしく、たっぷり食べられるレシピです。

すっきり脂肪燃焼スープ

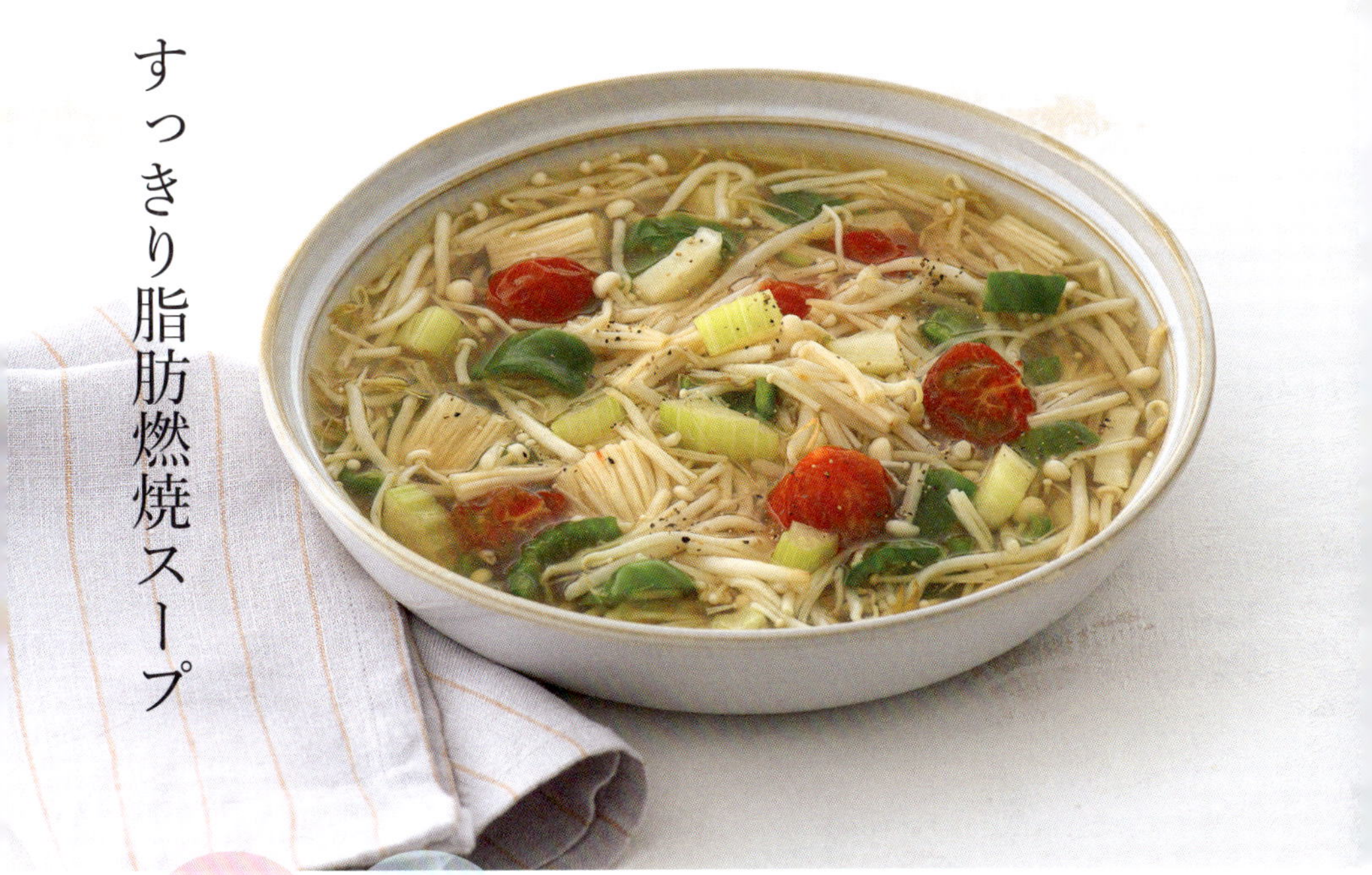

所要時間
15分

レンチン
8分

86kcal

たんぱく質5.8g
脂質0.6g
糖質12.7g

〔材料〕(1食分)

えのきだけ — ½袋(約100g)
セロリ — ¼本
ミニトマト — 3個
ピーマン — 1個
もやし — ½袋(100g)
A | 水 — 200ml
  | 顆粒スープ(コンソメ) — 大さじ1
  | しょうゆ — 小さじ1
  | 塩、こしょう — 各少々
黒こしょう — 少々

〔作り方〕

1 えのきだけ、セロリ、ミニトマト、ピーマンは食べやすい大きさに切る。
2 耐熱容器にAを入れてまぜ、1、もやしを加えてまぜ合わせる。
3 ラップをふんわりかけて、電子レンジで8分ほど加熱する。
4 黒こしょうを振る。

Point　セロリやピーマンですっきり、さわやかな風味。えのきの食物繊維は腸内環境をととのえる作用、トマトに含まれるリコピンは代謝を促進する作用があります。

レンチン待ちでやせちゃおう3
すわったままでしっかり体ほぐし

いつでも、どこでも「おしり伸ばし」

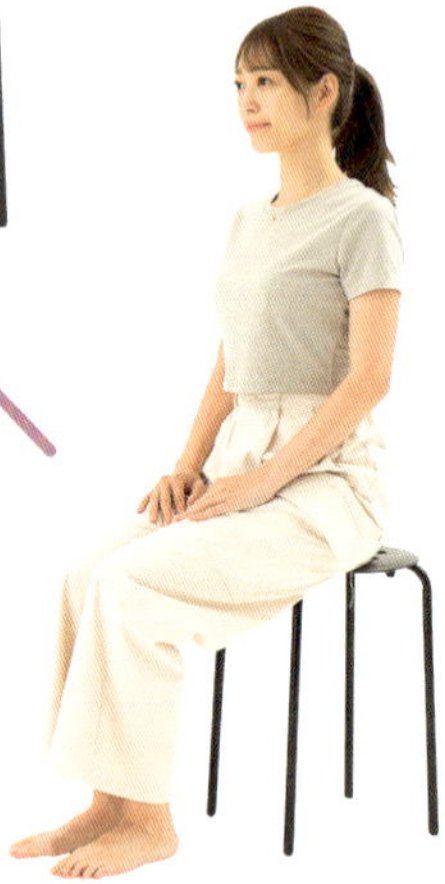

1

背筋を伸ばしてイスに浅くすわる。

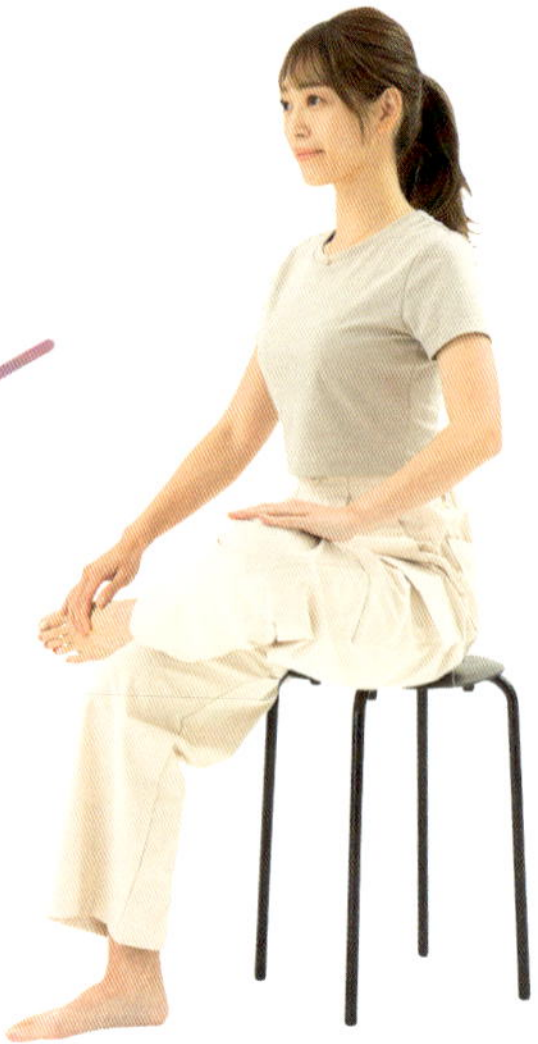

2

片方の足の足首を、もう一方の足の太ももにのせる。

レンチン待ちの間もすわりたい、疲れたあなたに最適なストレッチ&筋トレです。

「おしり伸ばし」は、おしりまわりの筋肉を気持ちよく伸ばします。こまめにストレッチをすることで、体の動きが大きく、しなやかに。脂肪の燃えやすい体づくりにつながり、腰痛緩和も期待できます。

「ペットボトルはさみ」は内転筋（太ももの内側）や骨盤底筋の筋力アップに役立ちます。オフィスなどで仕事をしながらこっそりできるのもポイント。

キツさもゼロなので、運動嫌いな人もOK。すわったときの習慣にしてみてください。

3

そのまま上体を前へゆっくり倒し、20秒ほどキープする。

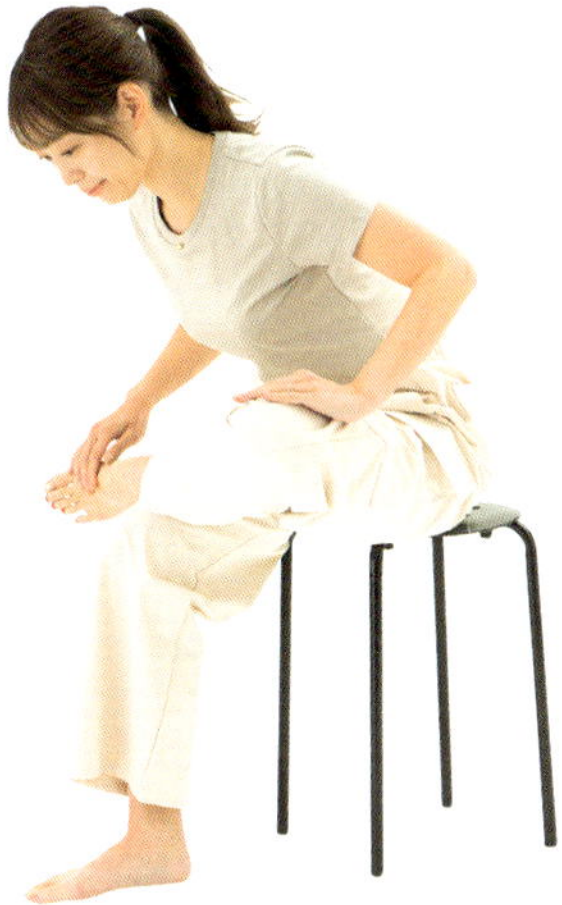

4

反対側も同様に行う。

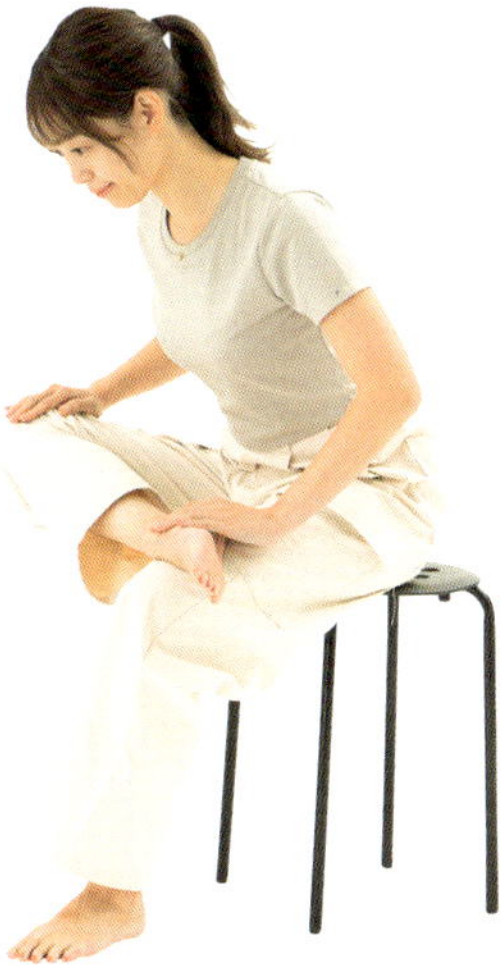

仕事しながらでもOK「ペットボトルはさみ」

背筋を伸ばしてイスに浅くすわり、ペットボトルをひざのあたりではさむ。このままの姿勢でテレビを見たり、仕事をしたりする。

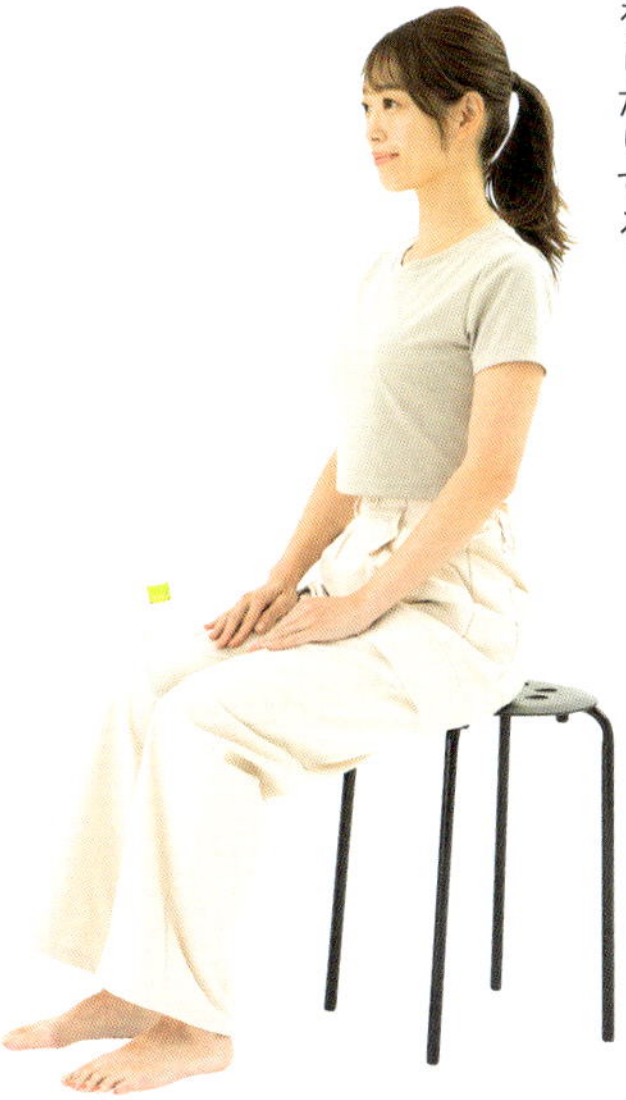

これは NG!

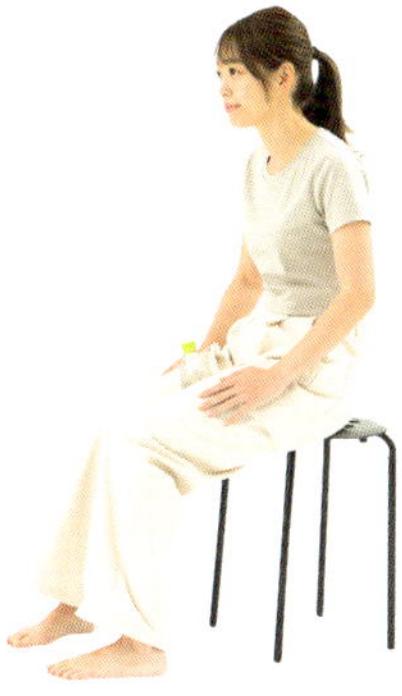

・ねこ背になっている。
・ペットボトルを手前ではさんでいる。

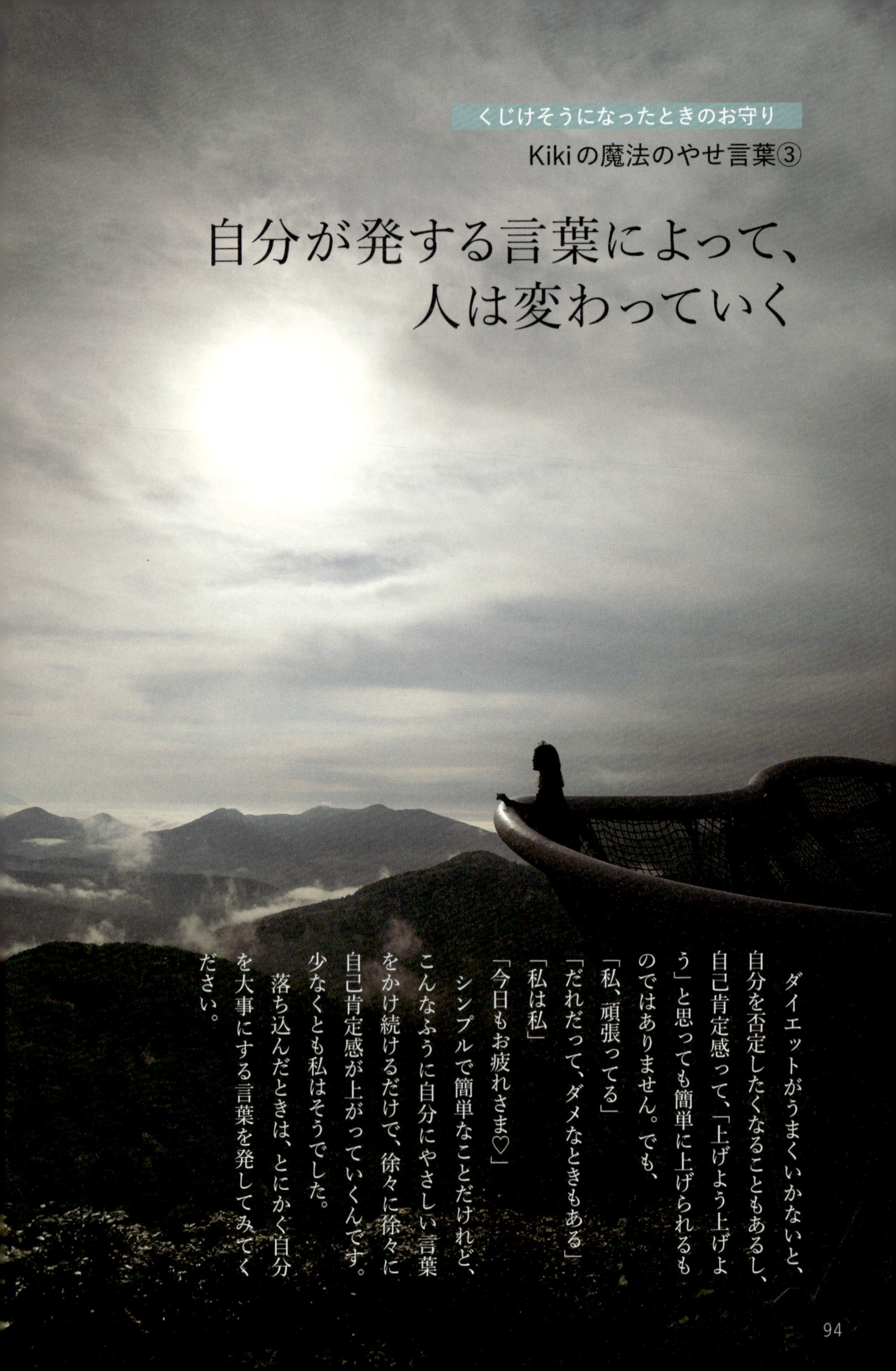

くじけそうになったときのお守り

Kikiの魔法のやせ言葉③

自分が発する言葉によって、人は変わっていく

　ダイエットがうまくいかないと、自分を否定したくなることもあるし、自己肯定感って、「上げよう上げよう」と思っても簡単に上げられるものではありません。でも、

「私、頑張ってる」
「だれだって、ダメなときもある」
「私は私」
「今日もお疲れさま♡」

　シンプルで簡単なことだけれど、こんなふうに自分にやさしい言葉をかけ続けるだけで、徐々に徐々に自己肯定感が上がっていくんです。少なくとも私はそうでした。
　落ち込んだときは、とにかく自分を大事にする言葉を発してみてください。

Part 4

ストイックに頑張りたい がっつり燃焼レシピ

気分や体調がよいときは、ウォーキングや
適度な運動などもとり入れて健康的に過ごしたいもの。
代謝アップや脂肪燃焼効果が期待できるレシピで、
いきいきした日を過ごしましょう。

気軽にヤンニョムチキン

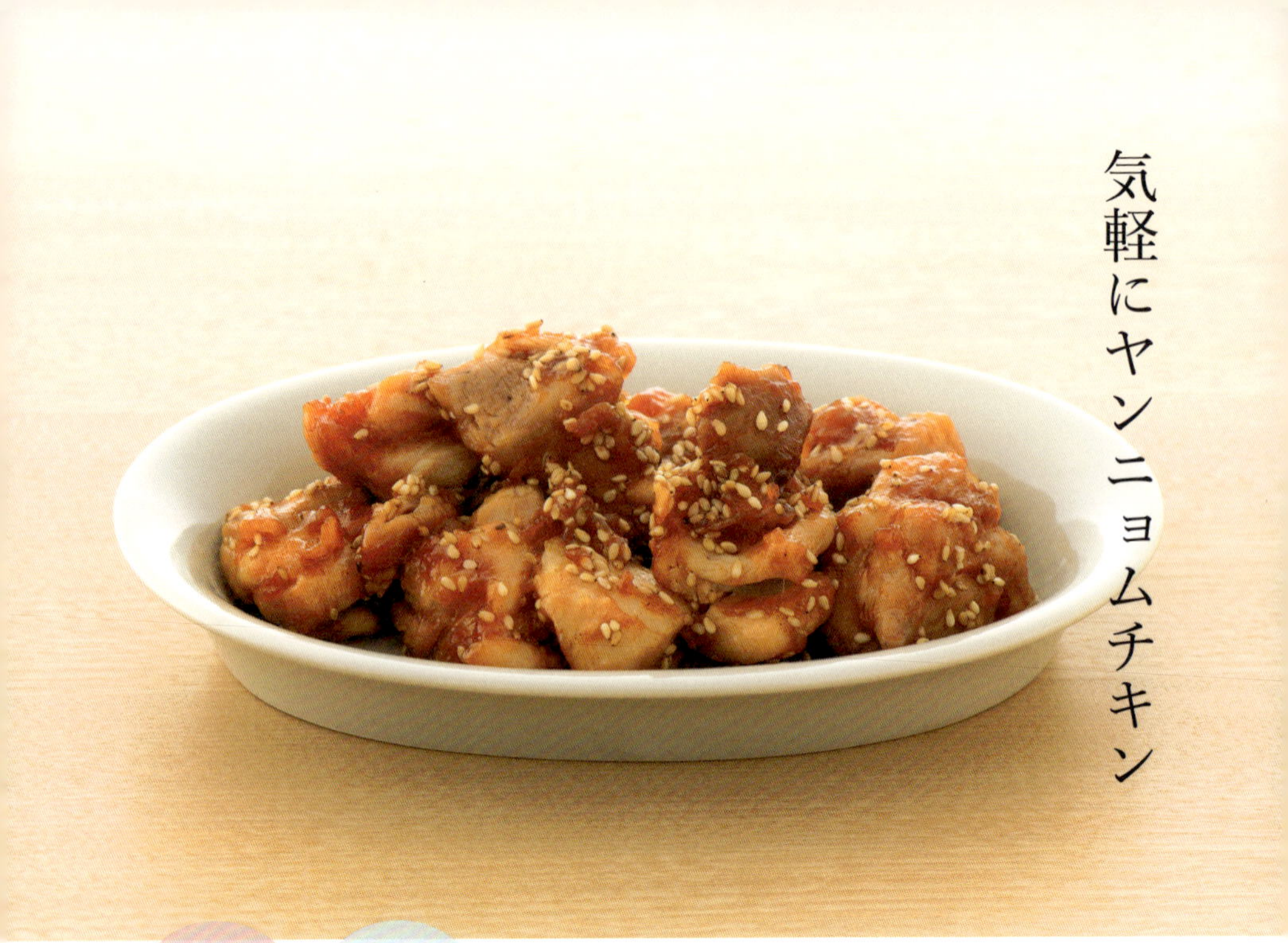

所要時間
10分

レンチン
6分

496kcal

たんぱく質42.1g
脂質17.3g
糖質47.1g

〔材料〕(1食分)

鶏もも肉(皮なし) — 200g
かたくり粉 — 大さじ2
A 砂糖 — 大さじ1
しょうゆ — 大さじ1
トマトケチャップ — 大さじ1
ごま油 — 小さじ1
コチュジャン — 大さじ1
いり白ごま — 大さじ1

〔作り方〕

1 鶏もも肉は食べやすい大きさに切り、かたくり粉をまぶす。
2 耐熱容器にAを入れてまぜ、1を加えてまぜ合わせる。
3 ラップをふんわりかけて、電子レンジで6分ほど加熱する。
4 ごまをからめる。

Point 「韓国料理が食べたい!」というときにおすすめ。甘辛味がしっかり鶏肉にからんで、食べごたえのある一品です。

鶏トマトのペッパーマヨ

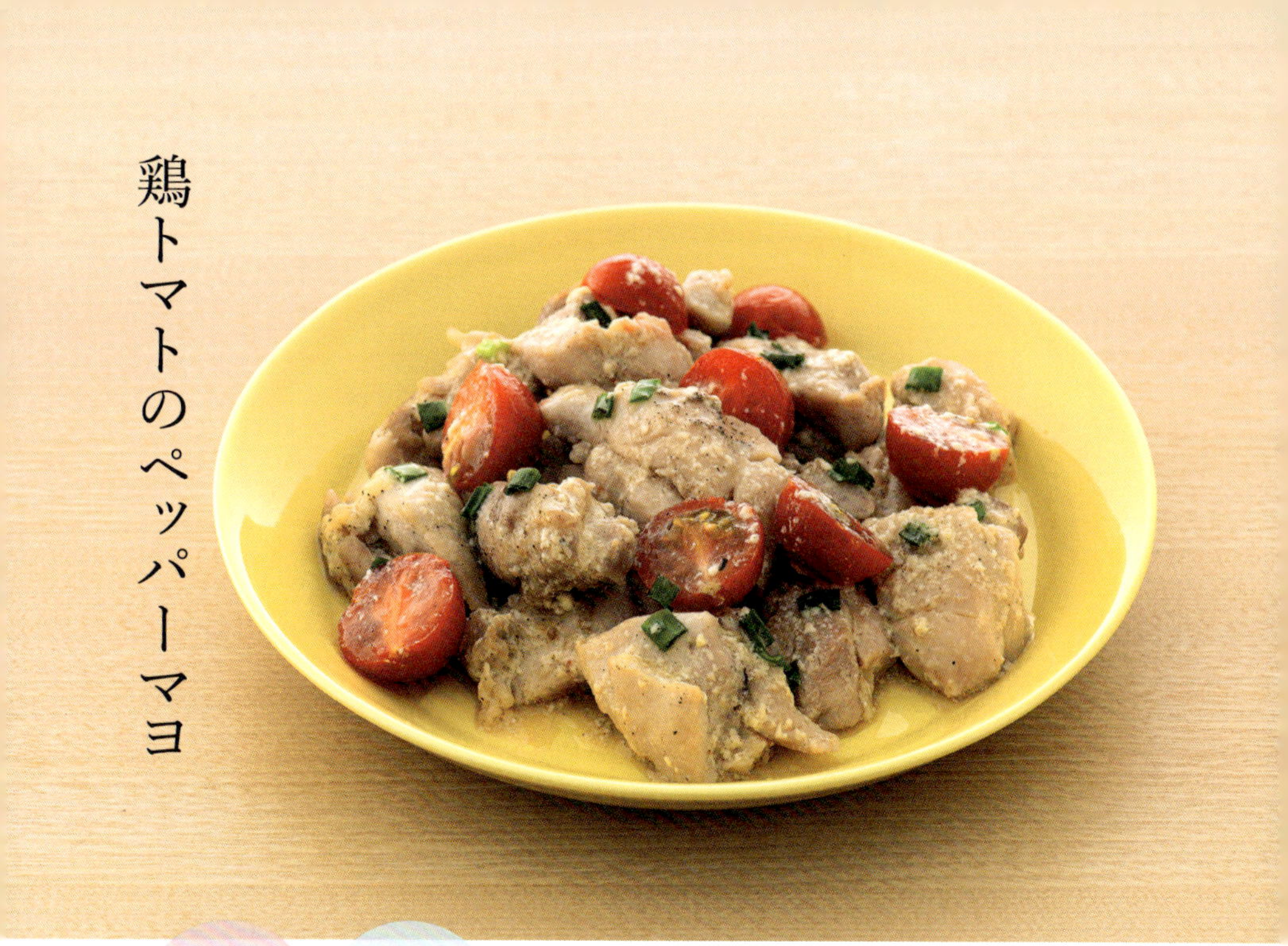

所要時間
12分

レンチン
7分

341kcal

たんぱく質40.4g
脂質17.4g
糖質10.8g

〔材料〕(1食分)

鶏もも肉(皮なし) — 200g

A
- 酒 — 大さじ1
- しょうゆ — 大さじ1
- マヨネーズ — 大さじ1
- にんにく(チューブ) — 4cm
- こしょう — 少々

ミニトマト — 4個

青ねぎの小口切り — 少々

〔作り方〕

1 鶏もも肉は食べやすい大きさに、ミニトマトは半分に切る。

2 耐熱容器に鶏肉とAを入れてまぜ合わせる。

3 ラップをふんわりかけて、電子レンジで7分ほど加熱する。

4 ミニトマト、ねぎを加え、軽くまぜる。

Point　疲れたとき、元気を出したいときにおすすめの栄養満点レシピ。トマトを入れることでさわやかな味わいを楽しめます。

所要時間
8分

レンチン
3分

212kcal

たんぱく質19.6g
脂質11.8g
糖質8.0g

辛みを楽しむきのこチゲ

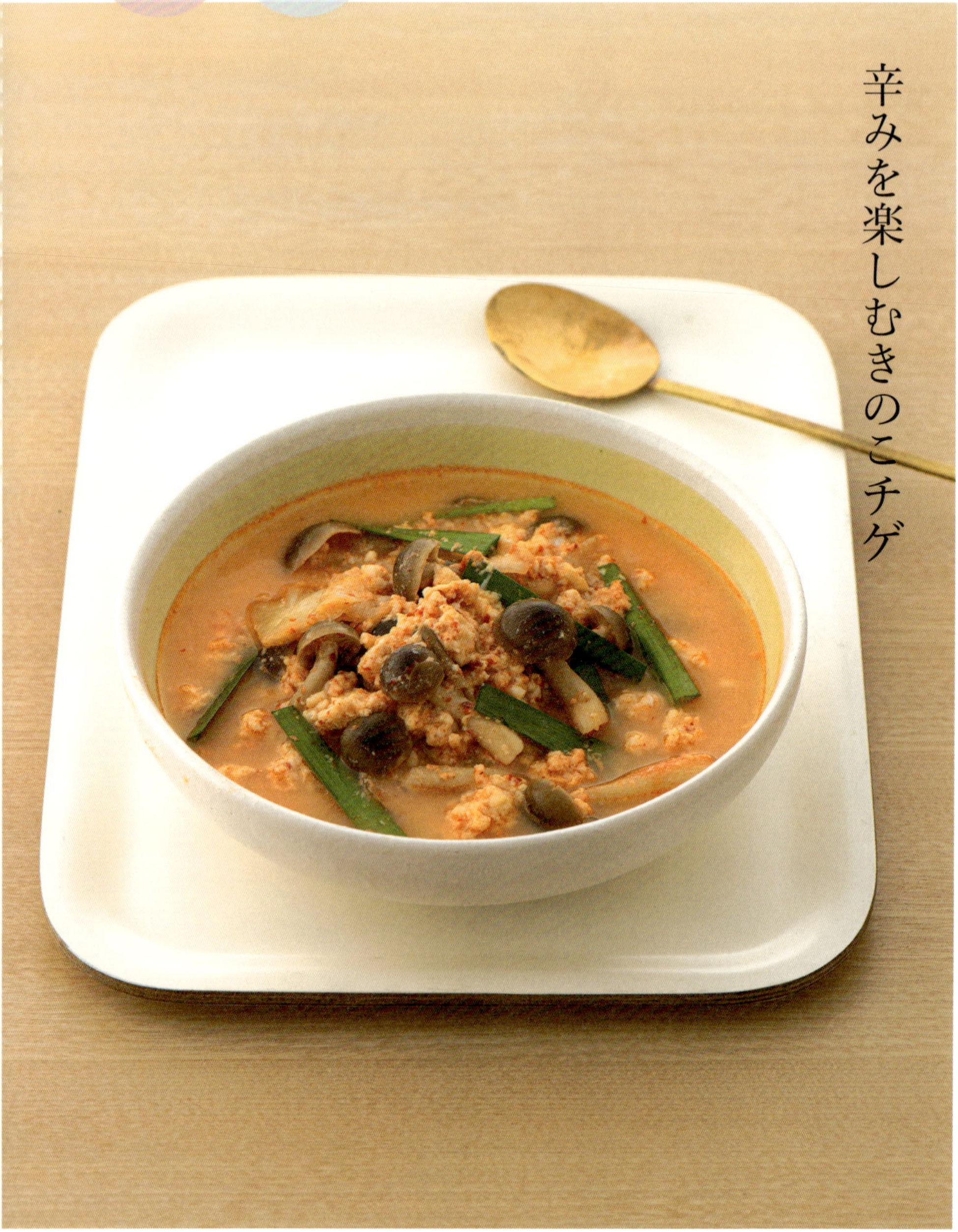

〔 材料 〕(1食分)

鶏ひき肉 — 60g

しめじ — ½株(約90g)

白菜キムチ — 20g

卵 — 1個

A
- 豆板醤 — 大さじ1
- にんにく(チューブ) — 2cm
- 水 — 200ml
- 顆粒和風だし — 小さじ1

にら — 20cm

〔 作り方 〕

1 しめじは小房に分け、にらは食べやすい長さに切る。

2 耐熱容器にAを入れてまぜ、鶏ひき肉、しめじ、キムチを加えてまぜ合わせる。

3 といた卵を回し入れ、ラップをふんわりかけて、電子レンジで3分ほど加熱する。

4 にらを散らす。

Point　豆板醤でしっかり辛さを出しました。辛いものが食べたいときにおすすめです。栄養バランスもよく、元気が出ます。

Kiki's Episode

韓流にあこがれて……

実は私、韓国料理が大好きで、外食にいくこともしょっちゅう。料理以外でも美容やファッションなどで、韓流を参考にすることが多いんです。

　韓国のすてきな人たちにあこがれて、インスタグラムをフォローしていますが、みんな汗をかきながら辛いスープを飲んでいます。

　とうがらしに含まれるカプサイシンには発汗作用があり、代謝をアップさせてくれる効果も。それに、辛いものを食べると、なんだか元気になれる気がします。そこで私もさっそくまねしてみようと、考案したレシピです。辛すぎると感じたら、豆板醤の量を少し減らして調節してください。

本格味のツナビビンパ

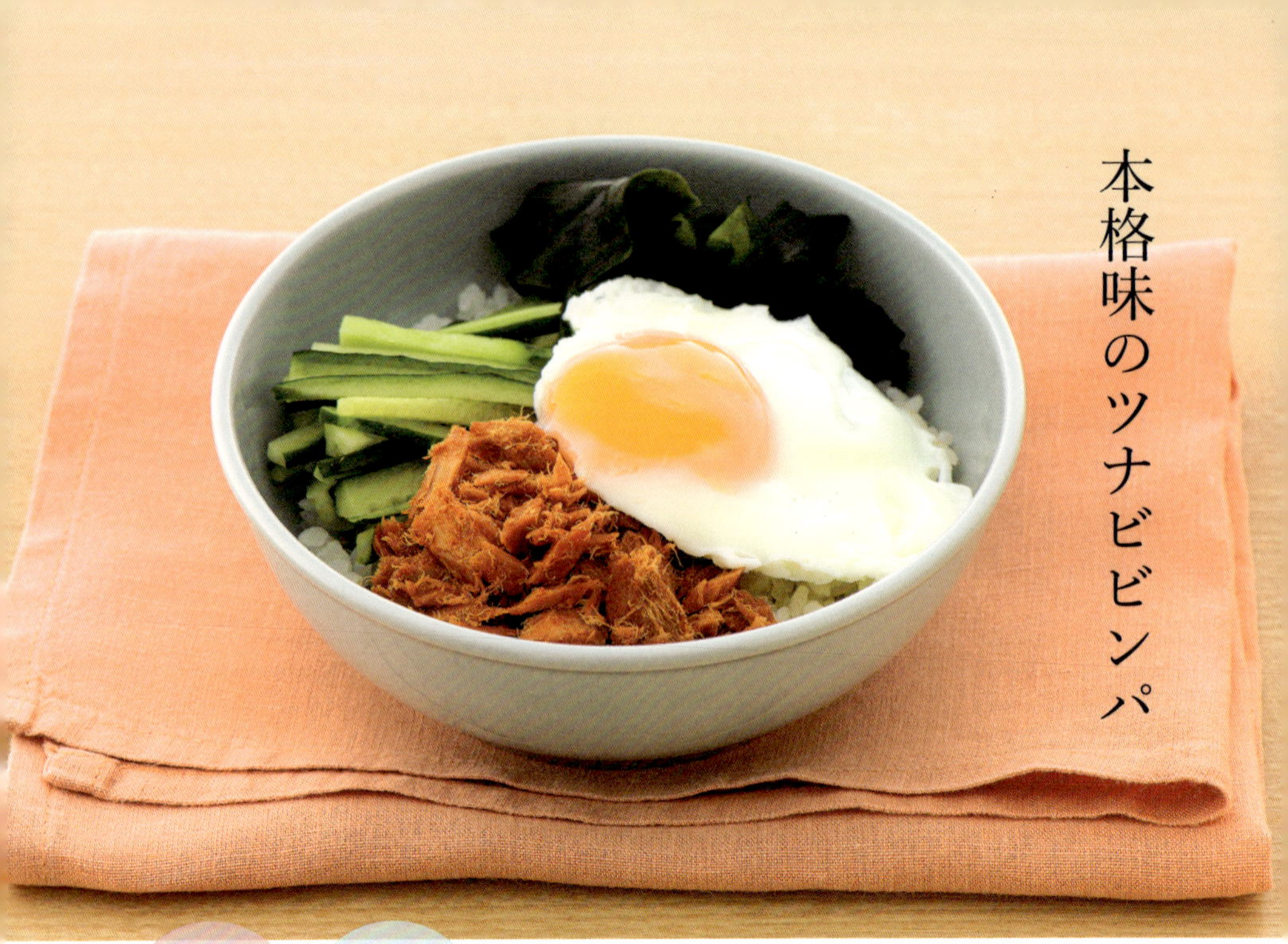

所要時間 10分

レンチン 3分40秒

295kcal

たんぱく質21.1g
脂質5.3g
糖質41.7g

〔材料〕(1食分)

ツナ缶(ノンオイル・70g入り) — 1缶

A
- 薄口しょうゆ — 小さじ1
- 鶏ガラスープのもと — 小さじ1
- コチュジャン — 小さじ1
- めんつゆ(2倍濃縮) — 小さじ1

きゅうり — 20g

乾燥わかめ(カットタイプ) — 1g

卵 — 1個

水 — 小さじ1

あたたかいごはん — 100g

Point 本格味なのにノンオイルのツナで、ヘルシーなビビンパ。たんぱく質たっぷりで、ダイエットの味方に。

〔作り方〕

1 きゅうりは細切りにし、乾燥わかめは水でもどしておく。

2 耐熱容器に缶汁をきったツナとAを入れてまぜ、ラップをふんわりかけて電子レンジで3分ほど加熱する。

3 耐熱皿にラップを敷いて卵を割り入れ、つまようじなどで黄身に穴をあける(破裂防止のため)。

4 3に水を加え、ラップをかけずに電子レンジで40秒ほど加熱する。

5 器にごはんを盛り、2、きゅうり、わかめ、4を盛る。

サーモンきゅうり丼

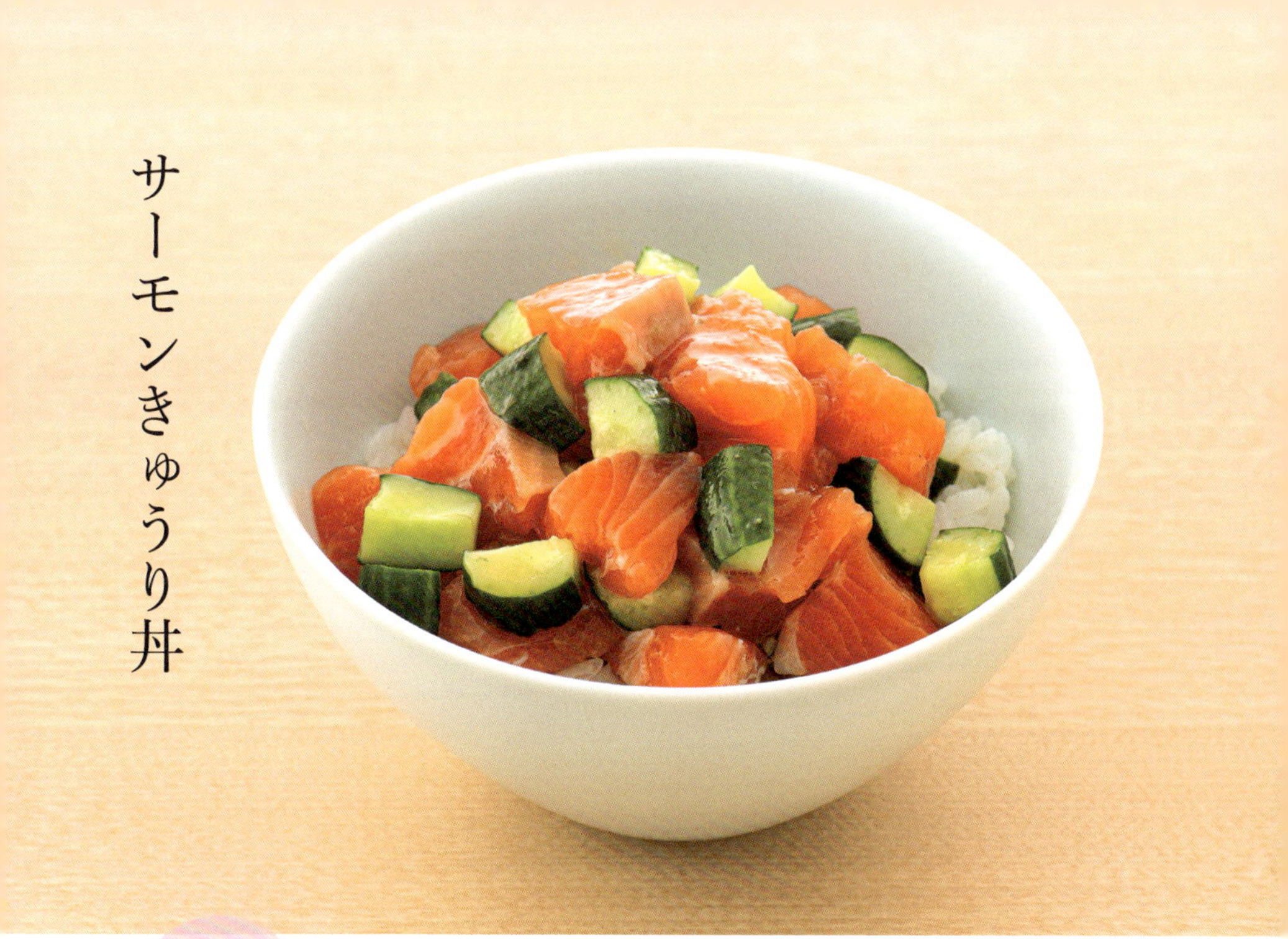

所要時間
5分

386kcal
たんぱく質19.4g
脂質16.7g
糖質40.0g

〔材料〕(1食分)

サーモン(刺し身用・さく) — 80g
きゅうり — ½本
A 鶏ガラスープのもと — 小さじ1
薄口しょうゆ — 小さじ1
ごま油 — 小さじ1
あたたかいごはん — 100g

〔作り方〕

1 サーモンは食べやすい大きさに、きゅうりは角切りにする。
2 サーモン、きゅうり、Aをまぜ合わせる。
3 器にごはんを盛り、2をのせる。

Point 良質な脂を含み、美容・健康効果の高いサーモン。ダイエットの王道といえるレシピです。

マグカップオムライス風

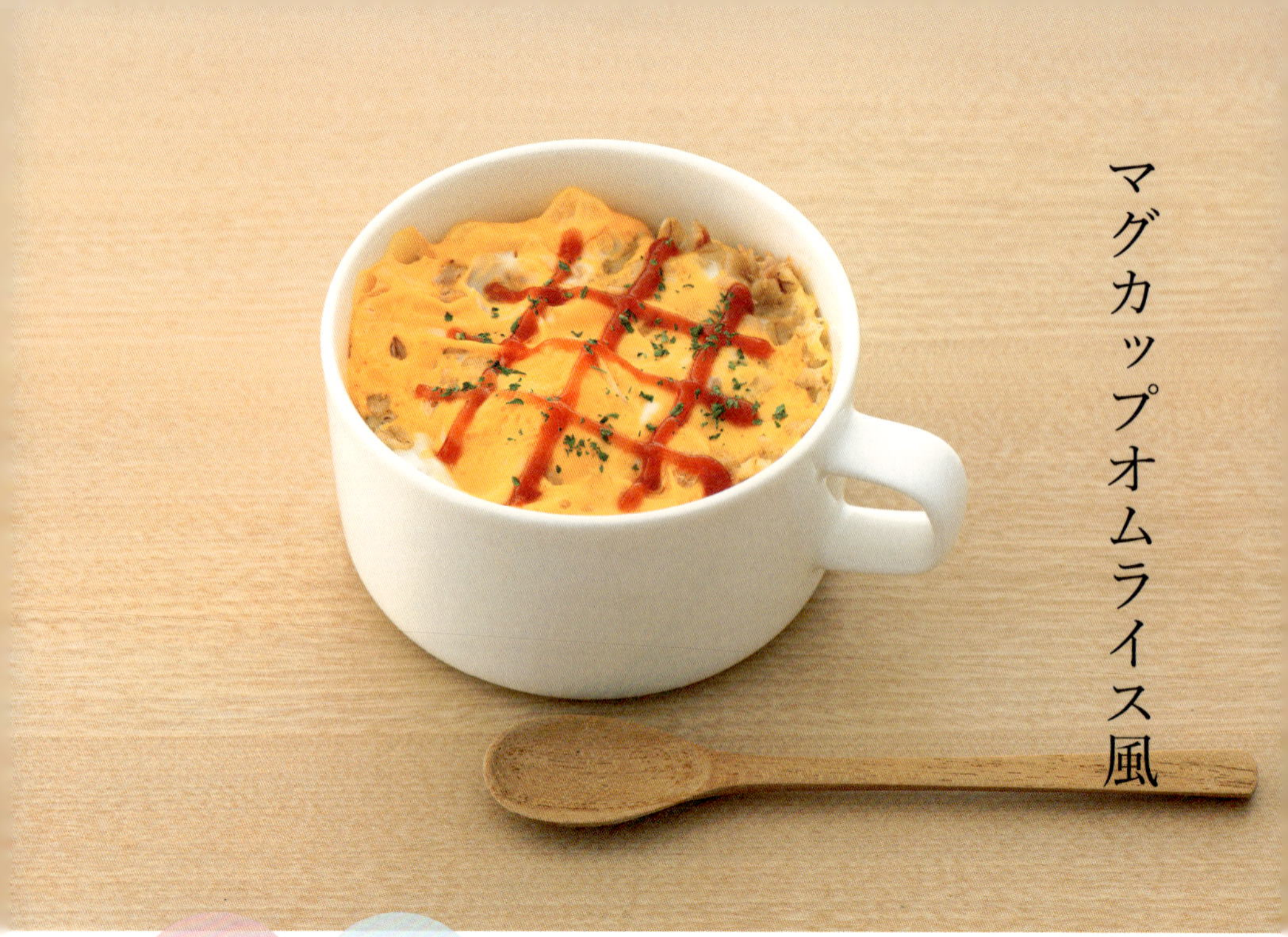

所要時間
7分

レンチン
3分

278kcal

たんぱく質23.2g
脂質7.1g
糖質30.8g

〔材料〕(1食分)

オートミール(ロールドオーツ) — 40g
水 — 60ml
ツナ缶(ノンオイル・70g入り) — 1缶
卵 — 1個
顆粒スープ(コンソメ) — 小さじ½
トマトケチャップ — 小さじ2
ドライパセリ — 少々

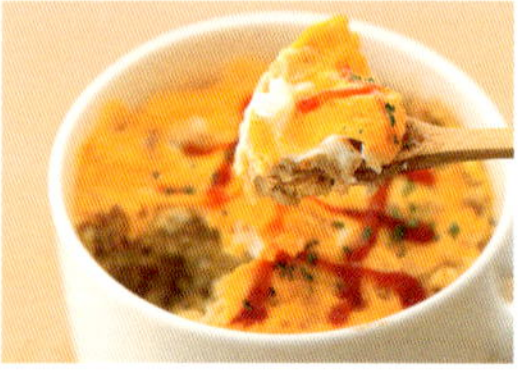

〔作り方〕

1 耐熱のマグカップ(または耐熱容器)にオートミールと水を入れてまぜ合わせ、ラップをかけずに電子レンジで1分ほど加熱する。
2 缶汁をきったツナ、といた卵、顆粒スープの順に加える。
3 ラップをふんわりかけて、再度電子レンジで2分ほど加熱する。
4 ケチャップをかけ、ドライパセリを振る。

Point　マグカップで作れる超簡単レシピ。栄養バランスもよく、忙しい朝や疲れた日の夜におすすめです。

ラーメン風みそもやし

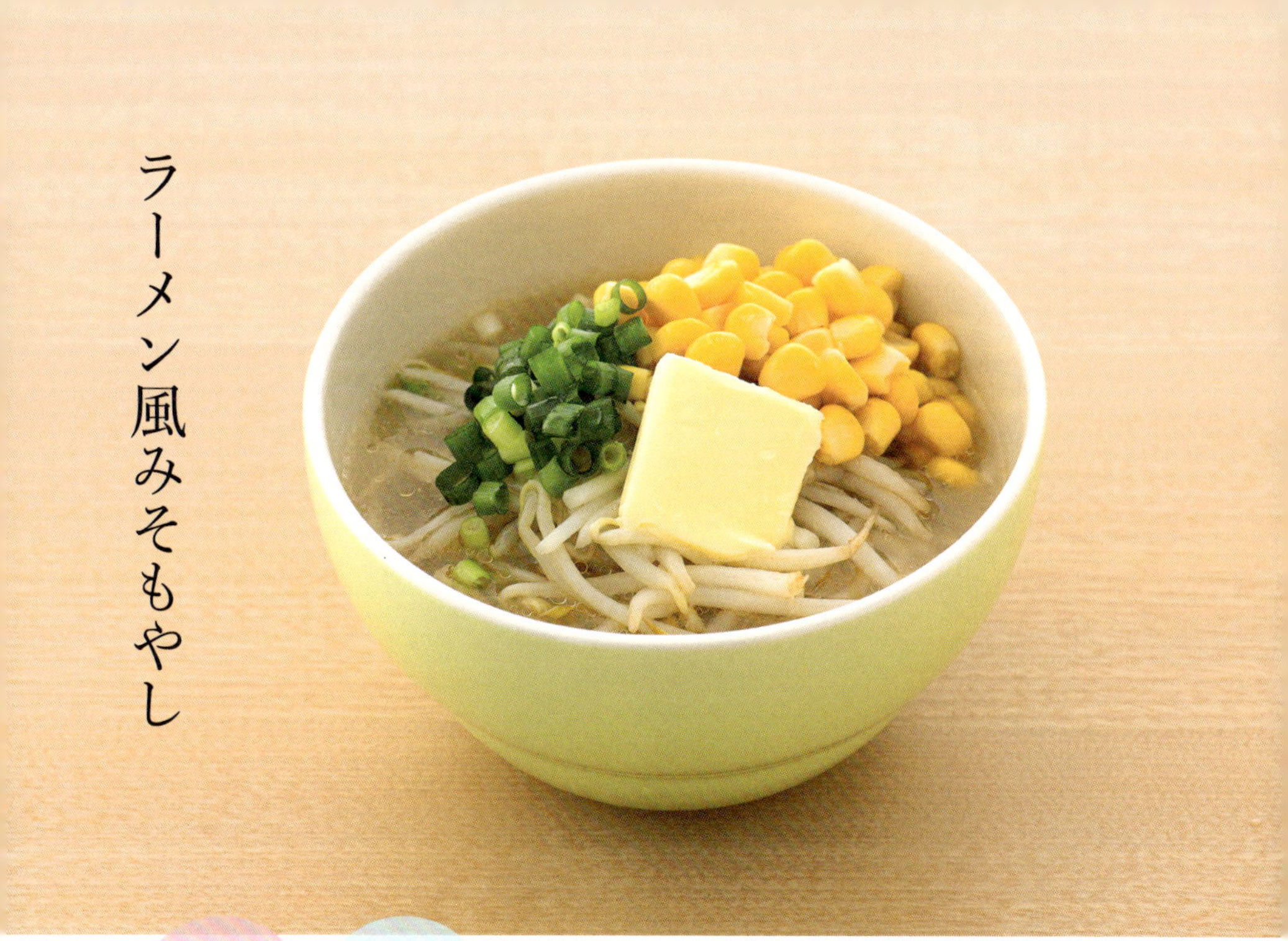

所要時間
10分

レンチン
6分

148kcal

たんぱく質5.7g
脂質8.4g
糖質12.0g

〔材料〕(1食分)

もやし — 1袋(200g)

A
- 鶏ガラスープのもと — 小さじ1
- かたくり粉 — 小さじ1
- 合わせみそ — 小さじ1
- しょうゆ — 小さじ1
- ごま油 — 小さじ1
- 水 — 200ml

ホールコーン — 20g

バター — 5g

青ねぎの小口切り — 少々

〔作り方〕

1 Aを耐熱容器に入れ、まぜ合わせる。

2 もやしを加えて、ラップをふんわりかけて電子レンジで6分ほど加熱する。

3 汁けをきったコーン、バター、ねぎをのせる。

Point　めんのかわりに食物繊維が豊富なもやしをたっぷりと。めんなしでも、みそラーメンの風味で意外に満足できます。

Kikiおすすめのズボラ「ズルトレ」④

歩き方を変えてやせ体質に
絶対差がつくウォーキング

3倍かっこいい「きれいウォーキング」

1
背筋を伸ばし、胸を張って立つ。

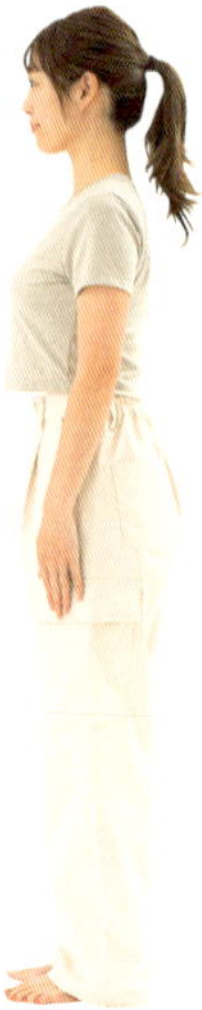

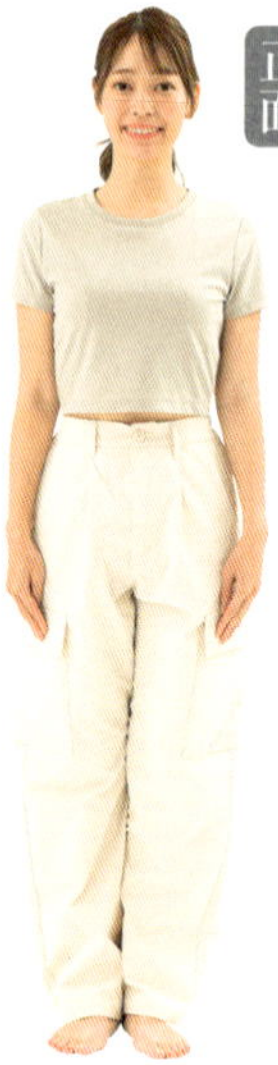

正面

ウォーキングは下半身の筋肉だけでなく、腕を振ることで胸や背中の筋肉、上体を安定させるために体幹も鍛えられる全身運動です。歩き方を意識すれば、よりやせやすい体に近づくことができます。

・姿勢をよくして、胸を張る
・歩幅はできるだけ大きくとる
・しっかり腕を振る
・かかとから着地してつま先で地面をける

これらを意識するだけでも、全身の筋肉がバランスよく鍛えられます。しかも歩いているだけなのに、すごくきれいに見えるんです。ぜひ今日からやってみてください。

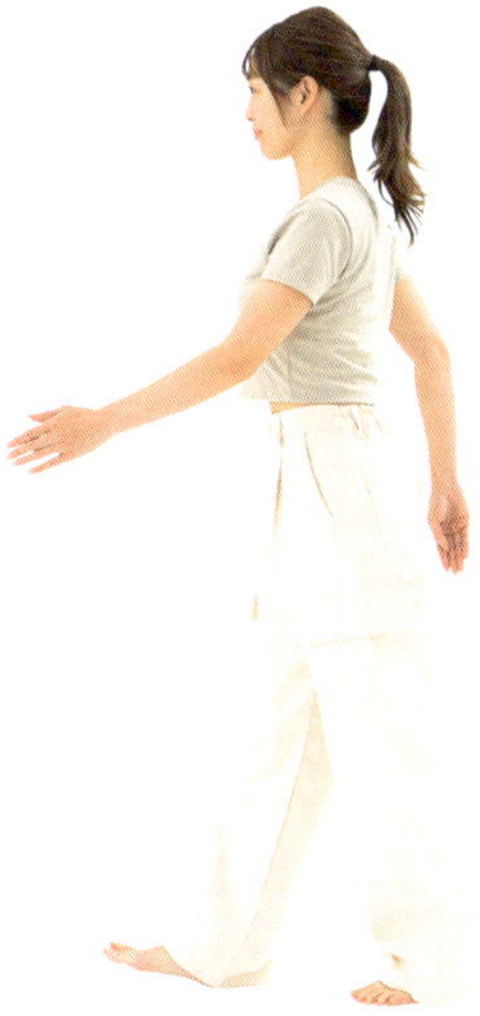

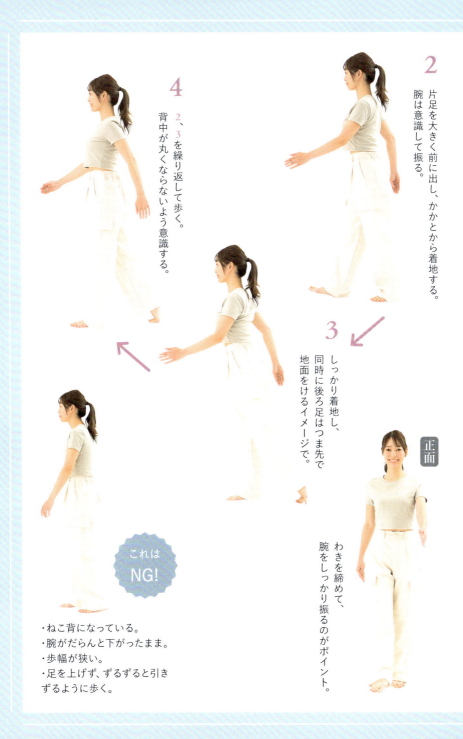

2

片足を大きく前に出し、かかとから着地する。
腕は意識して振る。

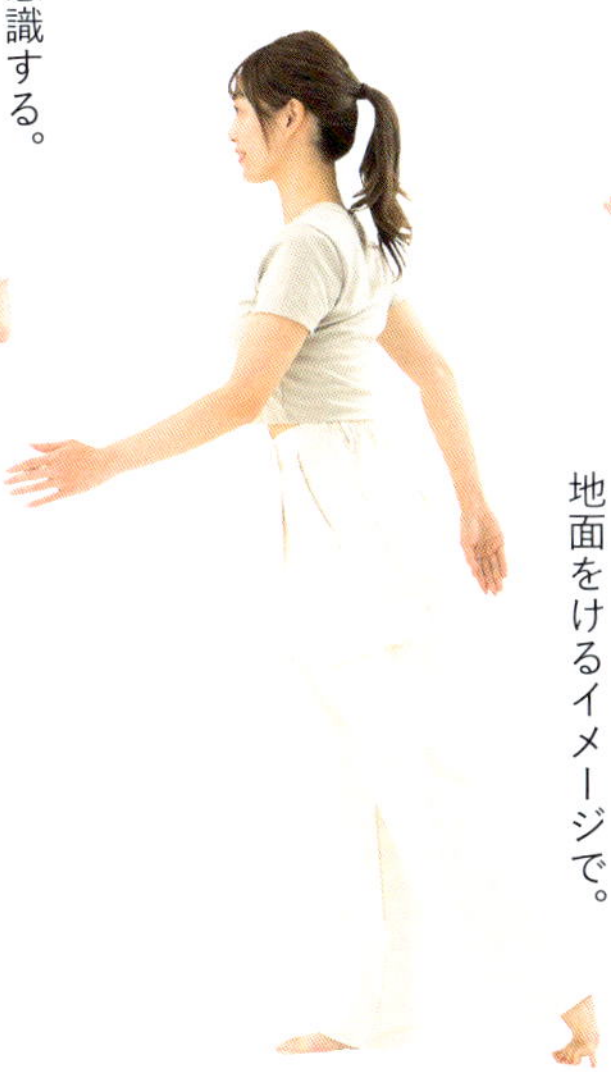

3

しっかり着地し、
同時に後ろ足はつま先で
地面をけるイメージで。

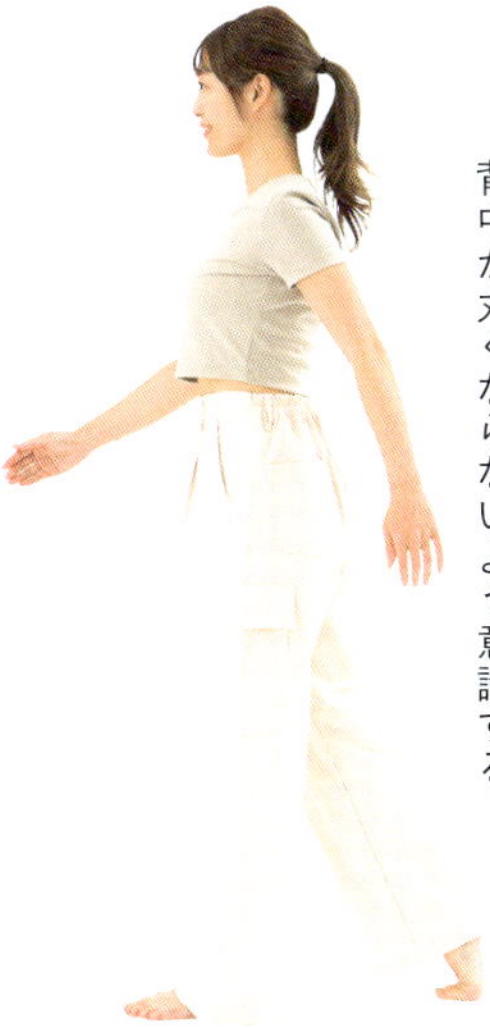

4

2、3を繰り返して歩く。
背中が丸くならないよう意識する。

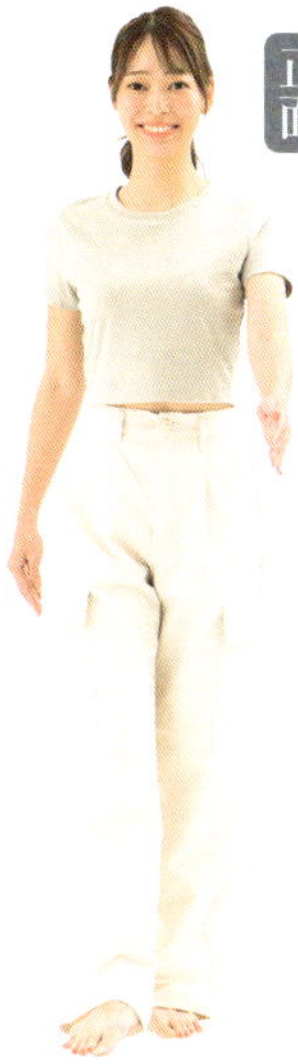

正面

わきを締めて、
腕をしっかり振るのがポイント。

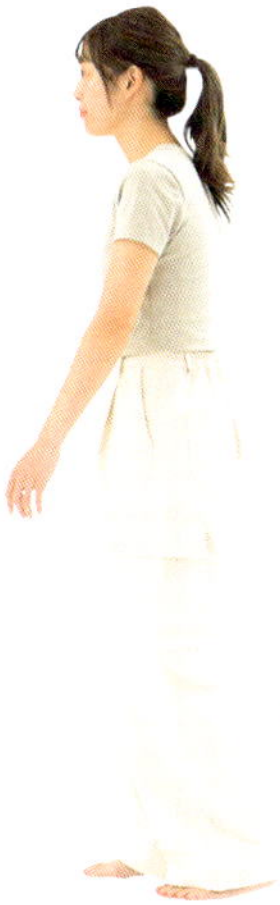

これは NG!

- ねこ背になっている。
- 腕がだらんと下がったまま。
- 歩幅が狭い。
- 足を上げず、ずるずると引きずるように歩く。

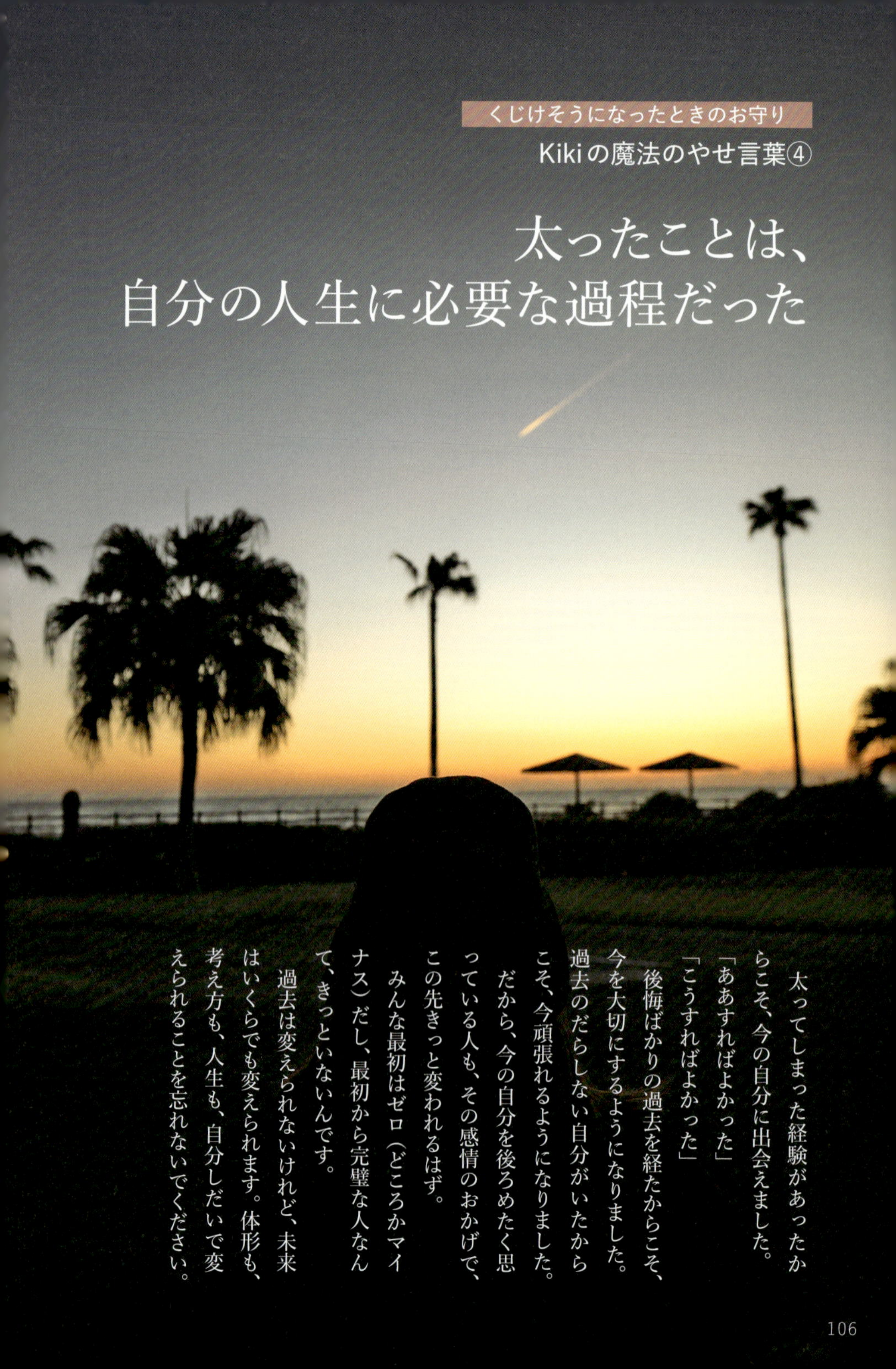

くじけそうになったときのお守り

Kikiの魔法のやせ言葉④

太ったことは、自分の人生に必要な過程だった

太ってしまった経験があったからこそ、今の自分に出会えました。

「ああすればよかった」

「こうすればよかった」

後悔ばかりの過去を経たからこそ、今を大切にするようになりました。過去のだらしない自分がいたからこそ、今頑張れるようになりました。

だから、今の自分を後ろめたく思っている人も、その感情のおかげで、この先きっと変われるはず。

みんな最初はゼロ（どころかマイナス）だし、最初から完璧な人なんて、きっといないんです。

過去は変えられないけれど、未来はいくらでも変えられます。体形も、考え方も、人生も、自分しだいで変えられることを忘れないでください。

Part 5

ごほうびデーの
罪悪感なしスイーツレシピ

たまにやってくる「甘いものが食べたい」「間食したい」ときや、
頑張った日のごほうびに最適のスイーツレシピです。
小麦粉、バター、生クリームを使わない、
グルテンフリーのスイーツを楽しみましょう。

所要時間
10分

レンチン
2分50秒

362kcal
（全量）

たんぱく質13.7g
脂質8.5g
糖質55.4g

黒みつ風味のとうふきな粉もち

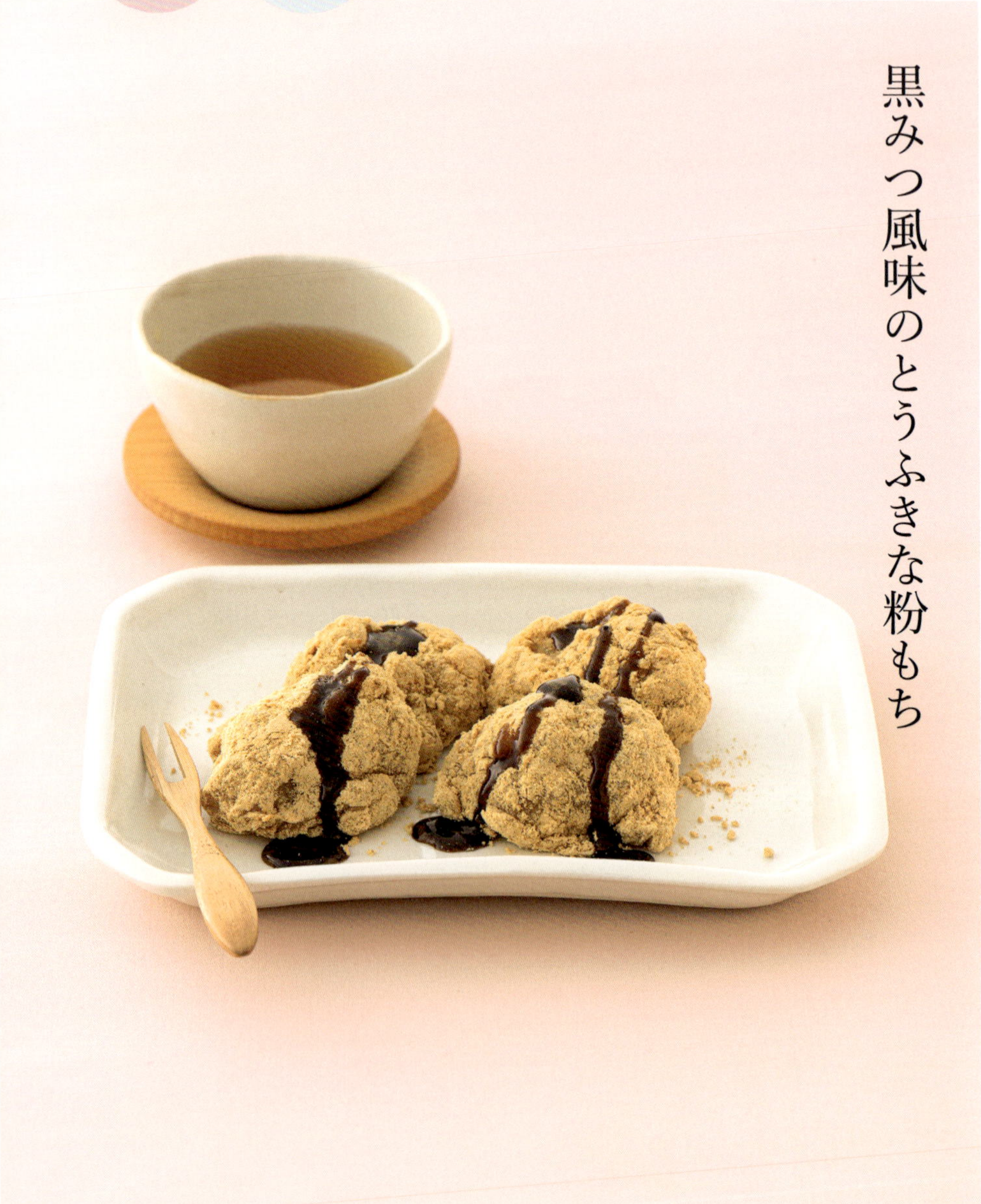

〔材料〕（4個分）

とうふ（絹ごし）― 150g

砂糖 ― 大さじ2

かたくり粉 ― 大さじ3

きな粉 ― 大さじ1

A｜はちみつ ― 小さじ2
　｜インスタントコーヒー
　｜　― 小さじ1

きな粉（仕上げ用）― 大さじ2

Point　とうふとかたくり粉でおもちのもちもち感を再現。とうふが苦手でもおいしく食べられます。コーヒーとはちみつで作るみつは、まるで黒みつです。

〔作り方〕

1　とうふを耐熱容器に入れ、なめらかになるまでよくすりつぶす。
　　*フォークや泡立て器を使うとつぶしやすい。

2　砂糖、かたくり粉、きな粉を加えてまぜ合わせる。

3　ラップをかけずに電子レンジで1分ほど加熱する。

4　一度とり出してまぜ合わせ、ラップをかけずに再度電子レンジで1分30秒ほど加熱する。

5　Aを別の耐熱容器に入れてまぜ合わせ、ラップをかけずに電子レンジで20秒ほど加熱してみつを作る。

6　4を食べやすい大きさに成形し、皿に盛ってきな粉をまぶし、みつをかける。

Kiki's Episode

お正月に食べる「母の味」

母が毎年お正月になると作ってくれたのが「きな粉もち」でした。子どものころは弟ととり合いになるほど、家族みんなこのきな粉もちが大好きでした。

でも、大人になって体形を気にしはじめるようになってから「おもち＝太る」というイメージがついてしまい、あんなに大好きだったきな粉もちを心から楽しめなくなってしまったんです。

でも、お正月になるとやっぱりきな粉もちが恋しくなって……。なんとかヘルシーに作れないかと、とうふを使ったレシピを考えました。もちもち感ときな粉の風味は、私にとってお正月の味、そして母の味なのです。

自慢のチョコレートケーキ

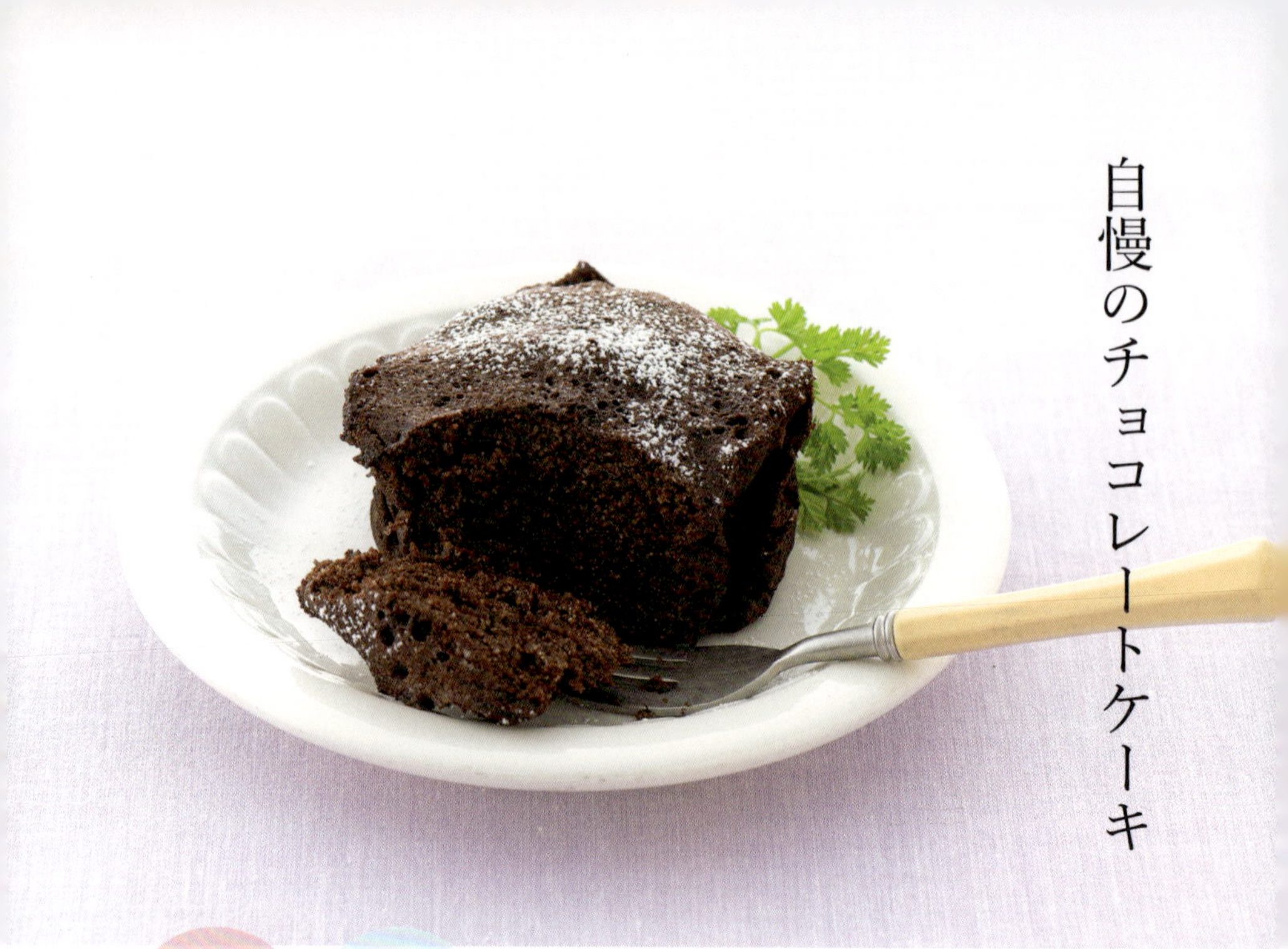

所要時間 7分

レンチン 2分30秒

285kcal（全量）

たんぱく質11.9g
脂質14.0g
糖質26.0g

〔材料〕（直径10×高さ3cmの耐熱容器1個分）

おからパウダー — 10g
砂糖 — 20g
ココアパウダー — 10g
卵 — 1個
米油 — 5g
豆乳（無調整）— 45g
粉糖 — 少々
チャービル — 少々

〔作り方〕

1 ボウルにおからパウダー、砂糖、ココアパウダー、卵、油、豆乳を入れ、まぜ合わせる。
2 生地を耐熱容器に流し入れ、ラップをかけずに電子レンジで2分30秒ほど加熱する。
3 あら熱がとれたら容器からはずして器に盛る。粉糖を振り、チャービルを添える。

Point　おからパウダー使用で、ケーキなのに食物繊維たっぷりなのがうれしい。本当に簡単なので、小腹がすいたときにおすすめです。

ぷるぷる豆乳プリン

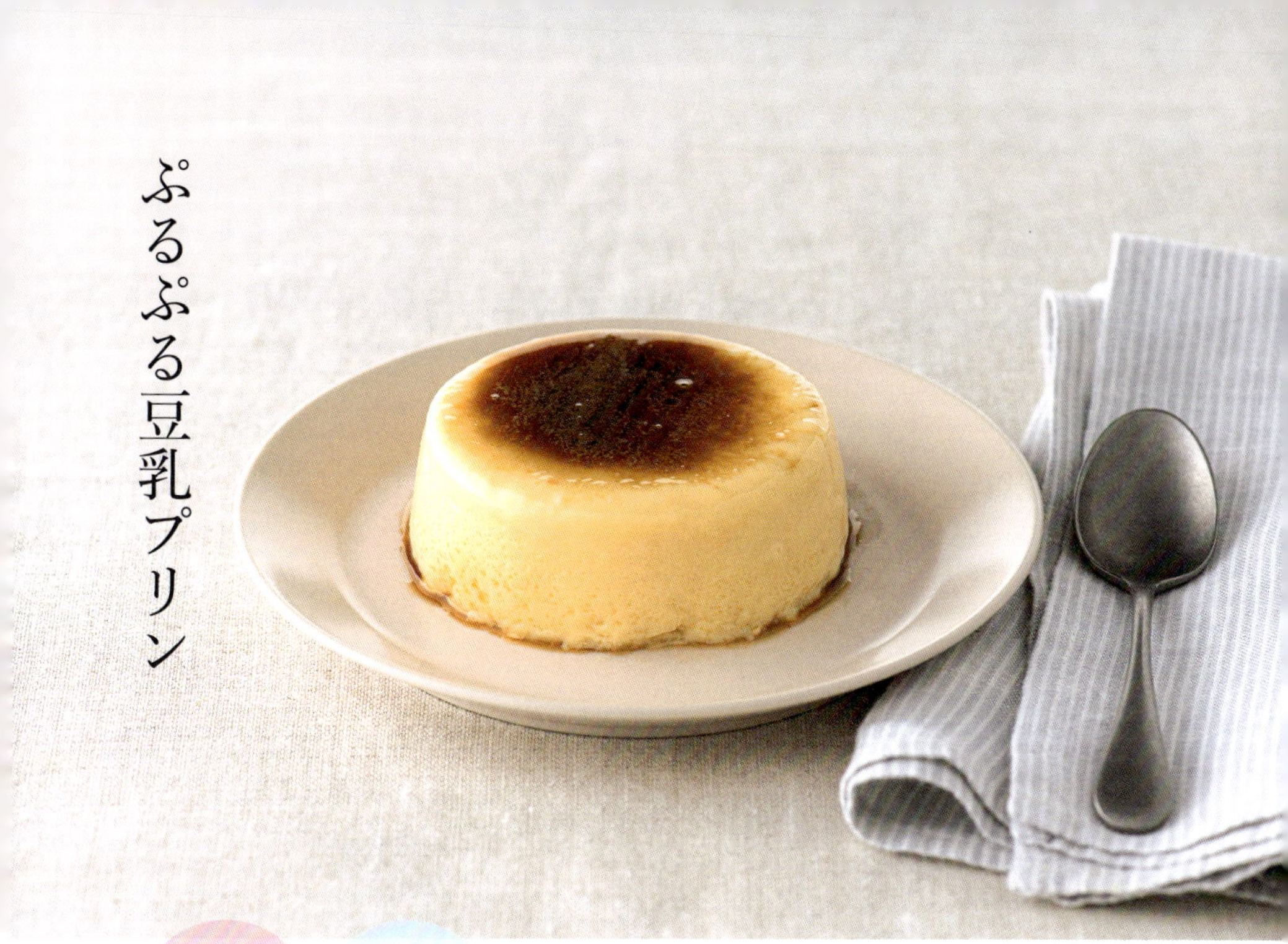

所要時間 9分

レンチン 3分

*冷やし固める時間は除く。

174kcal（全量）

たんぱく質10.8g
脂質7.9g
糖質14.9g

〔材料〕（直径10×高さ3cmの耐熱容器1個分）

豆乳（無調整）— 120ml
卵 — 1個
A はちみつ — 小さじ2
　インスタントコーヒー — 小さじ1

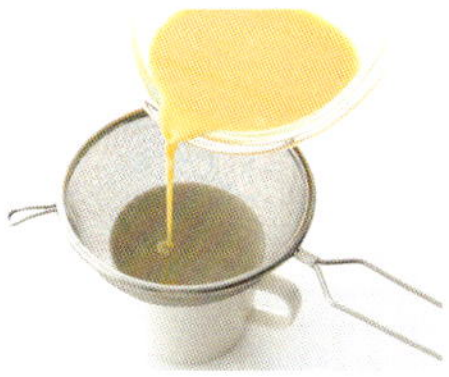

作り方1
卵液はざるなどでこすことで、なめらかな仕上がりになる。

〔作り方〕

1 ボウルに豆乳と卵を入れ、よくまぜ、こしながら、耐熱容器に流し入れる。
2 ラップをかけずに電子レンジで2分40秒ほど加熱する。
3 あら熱がとれたら容器ごと冷蔵室に入れ、2時間ほど冷やし固める。
4 Aを別の耐熱容器に入れ、ラップをかけずに電子レンジで20秒ほど加熱してみつを作る。
5 3を容器からはずして器に盛り、みつをかける。

Point　砂糖も生クリームも使わずヘルシー！

米粉のシンプルドーナツ

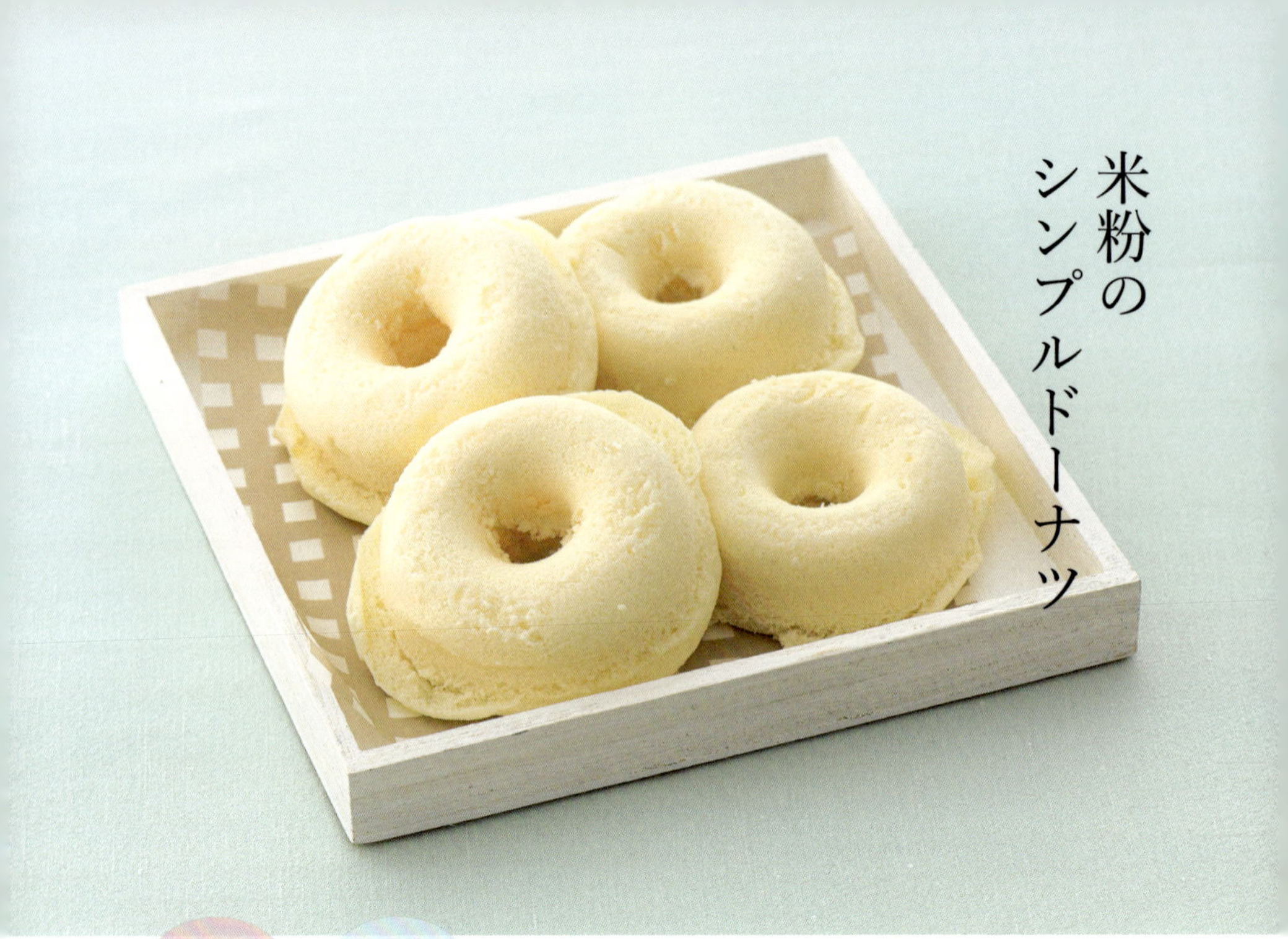

所要時間
7分

レンチン
3分

509kcal
（全量）

たんぱく質9.7g
脂質3.2g
糖質110.6g

〔材料〕（直径8㎝のシリコン製ドーナツ型4個分）

米粉 — 100g
ベーキングパウダー — 小さじ1
砂糖 — 大さじ1
豆乳（無調整） — 100g
はちみつ — 大さじ1

〔作り方〕

1 すべての材料をボウルに入れ、まぜ合わせる。
2 型に、生地を流し入れる。
3 ラップをかけずに電子レンジで3分ほど加熱する。
4 あら熱がとれたら型からはずし、器に盛る。

Point　油で揚げない、米粉と豆乳で作るヘルシードーナツです。もちもちの食感が魅力。

ふわふわおから チョコ蒸しパン

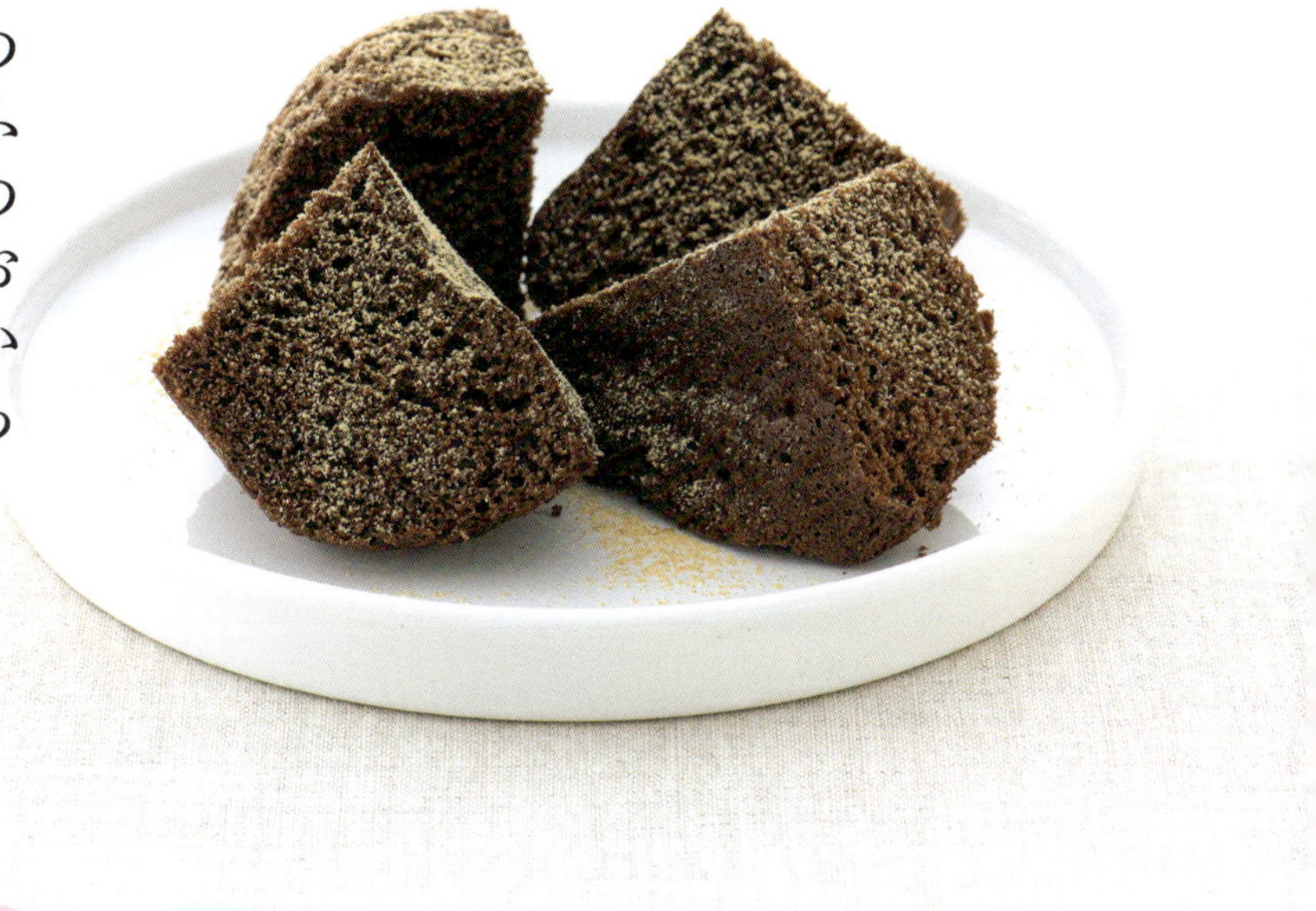

所要時間 8分

レンジン 2分30秒

273kcal（全量）

たんぱく質13.8g
脂質10.4g
糖質28.2g

〔材料〕（直径13×高さ5cmの耐熱容器1個分）

A
- おからパウダー — 15g
- 砂糖 — 20g
- ココアパウダー — 10g
- 卵 — 1個
- 豆乳（無調整） — 55g
- ベーキングパウダー — 5g

きな粉 — 少々

〔作り方〕

1. 耐熱容器にAを入れ、まぜ合わせる。
2. ラップをかけずに電子レンジで2分30秒ほど加熱する。
3. あら熱がとれたらとり出して食べやすく切る。器に盛り、きな粉を振る。

Point　ふわふわ食感でチョコ味の蒸しパンです。食物繊維たっぷりのおからパウダーは、食べてダイエットができるうれしい食材です。

もちもち抹茶ちぎりパン

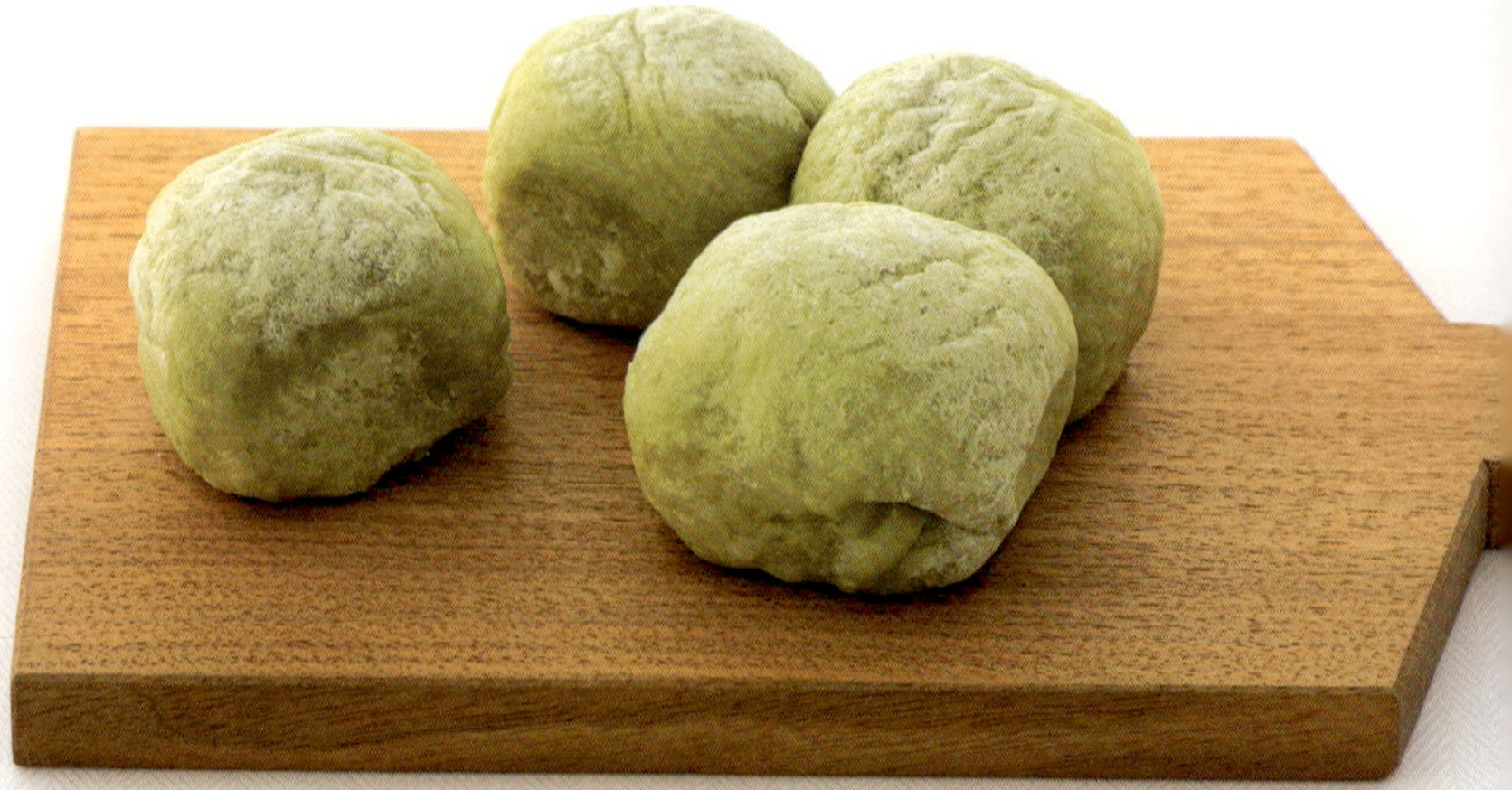

所要時間
12分

レンチン
4分

522kcal
（全量）

たんぱく質15.2g
脂質5.6g
糖質102.3g

〔 材料 〕（4個分）

とうふ（絹ごし）— 150g

A
- 米粉 — 110g
- 砂糖 — 大さじ1
- 抹茶パウダー — 小さじ1
- ベーキングパウダー — 小さじ1
- サイリウム — 小さじ2

〔 作り方 〕

1 とうふはなめらかになるまでよくすりつぶす。

＊フォークや泡立て器を使うとつぶしやすい。

2 とうふにAを加え、まぜ合わせる。

3 4等分にして丸めて成形し、耐熱容器に並べて入れる。

4 ラップをかけずに電子レンジで4分ほど加熱する。

5 あら熱がとれたらとり出し、4個にちぎる。

Point　発酵なしで作れる超簡単パン。サイリウム効果でもちもちの食感です。抹茶パウダーのかわりにココアパウダーで味変も。

まるごと焼きりんご

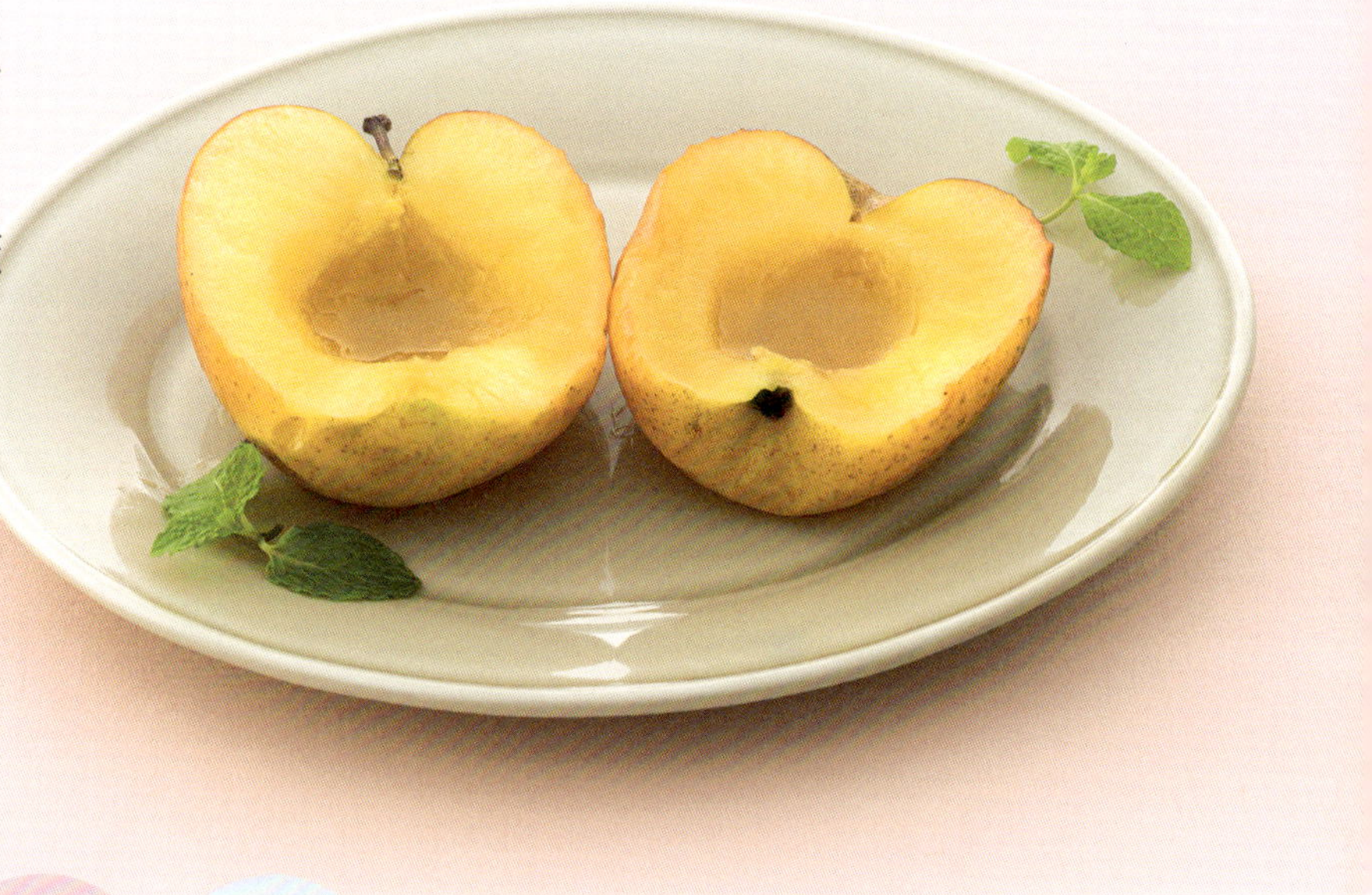

所要時間 8分　レンチン 4分

190kcal（全量）　たんぱく質0.5g　脂質4.2g　糖質35.7g

〔 材料 〕(2個分)

りんご — 1個

A 砂糖 — 大さじ1
　レモン汁 — 小さじ1
　オリーブオイル — 小さじ1

ミント — 少々

〔 作り方 〕

1 りんごは半分に切り、芯をくりぬく。

2 くりぬいたところにAを入れる。

3 ラップをふんわりかけて、電子レンジで4分ほど加熱する。

4 器に盛り、ミントを添える。

Point　甘いものが食べたいときに、りんごの甘みを最大限に引き出したヘルシーレシピです。おやつだけでなく、朝食にもおすすめです。

Kikiおすすめのズボラ「ズルトレ」⑤

朝晩やって体幹強化 バックキックで美ヒップライン

歯磨きタイムにできる「ながらヒップアップ」

1 背筋を伸ばして立つ。

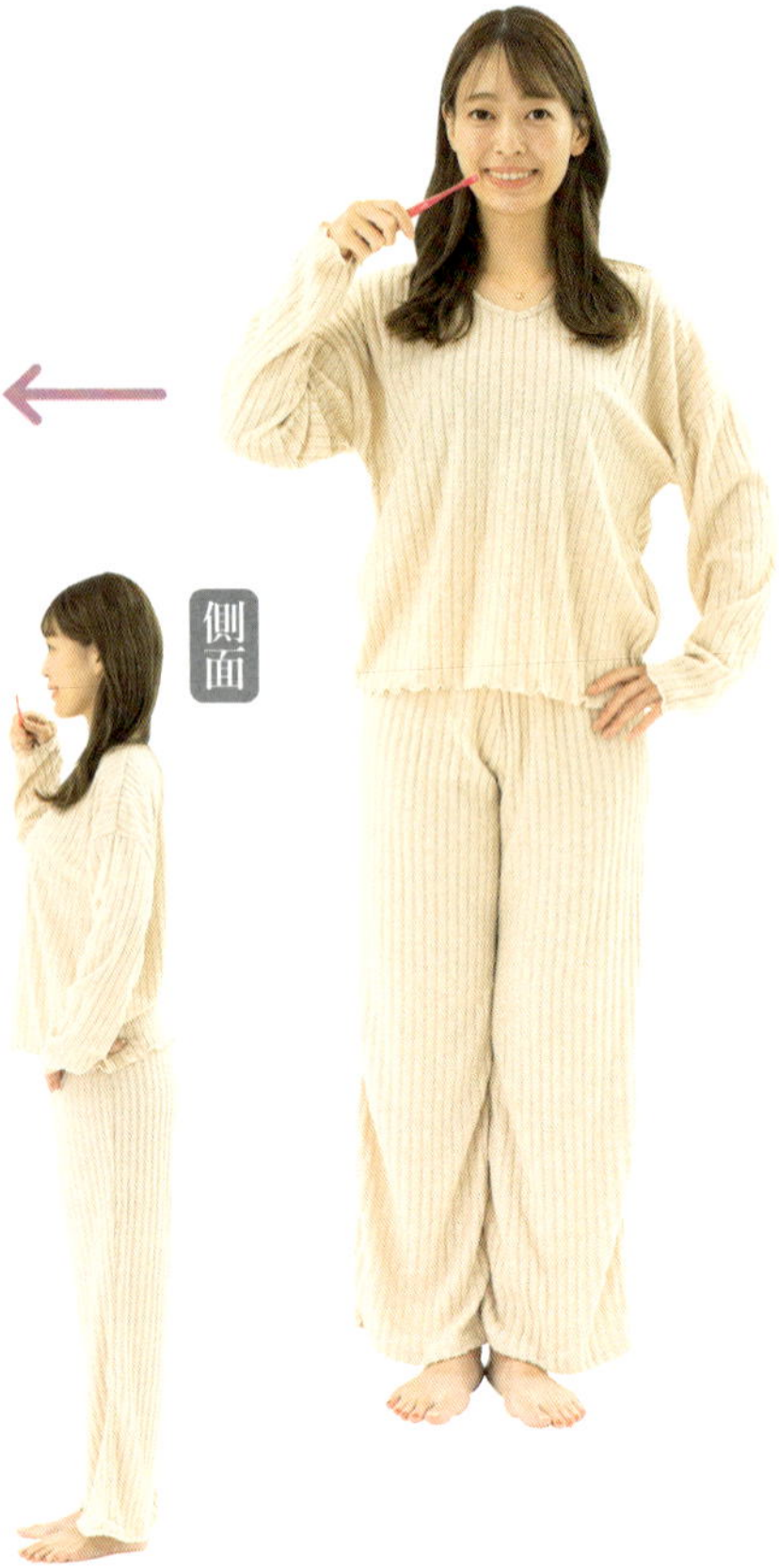

「一日１００回腹筋」みたいなハードな目標は、最初は張り切ってもなかなか続かないもの。

だから私は「いつもの生活の中にちょっとした運動をとり入れる」ことを大切にしています。

たとえば朝晩の歯磨きタイムには、この運動をプラス。足を後ろにけり上げるだけの簡単な動きですが、ヒップアップや体幹を鍛える効果が期待できます。

歯磨きとセットにしてしまえば、毎日の習慣にできるはず。この積み重ねがきれいなヒップラインをつくります。

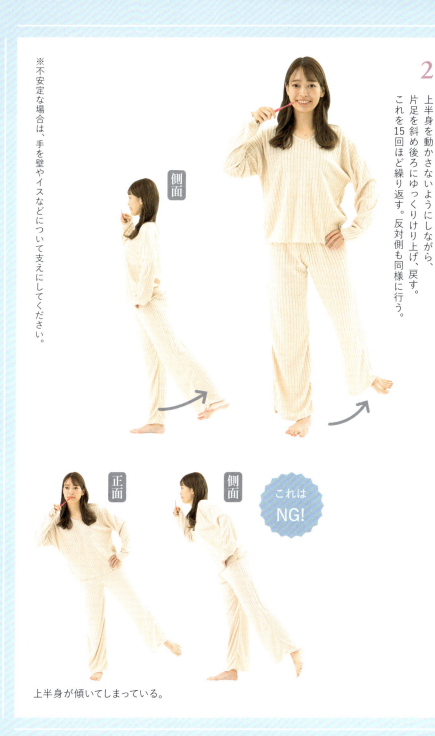

2

上半身を動かさないようにしながら、片足を斜め後ろにゆっくりけり上げ、戻す。これを15回ほど繰り返す。反対側も同様に行う。

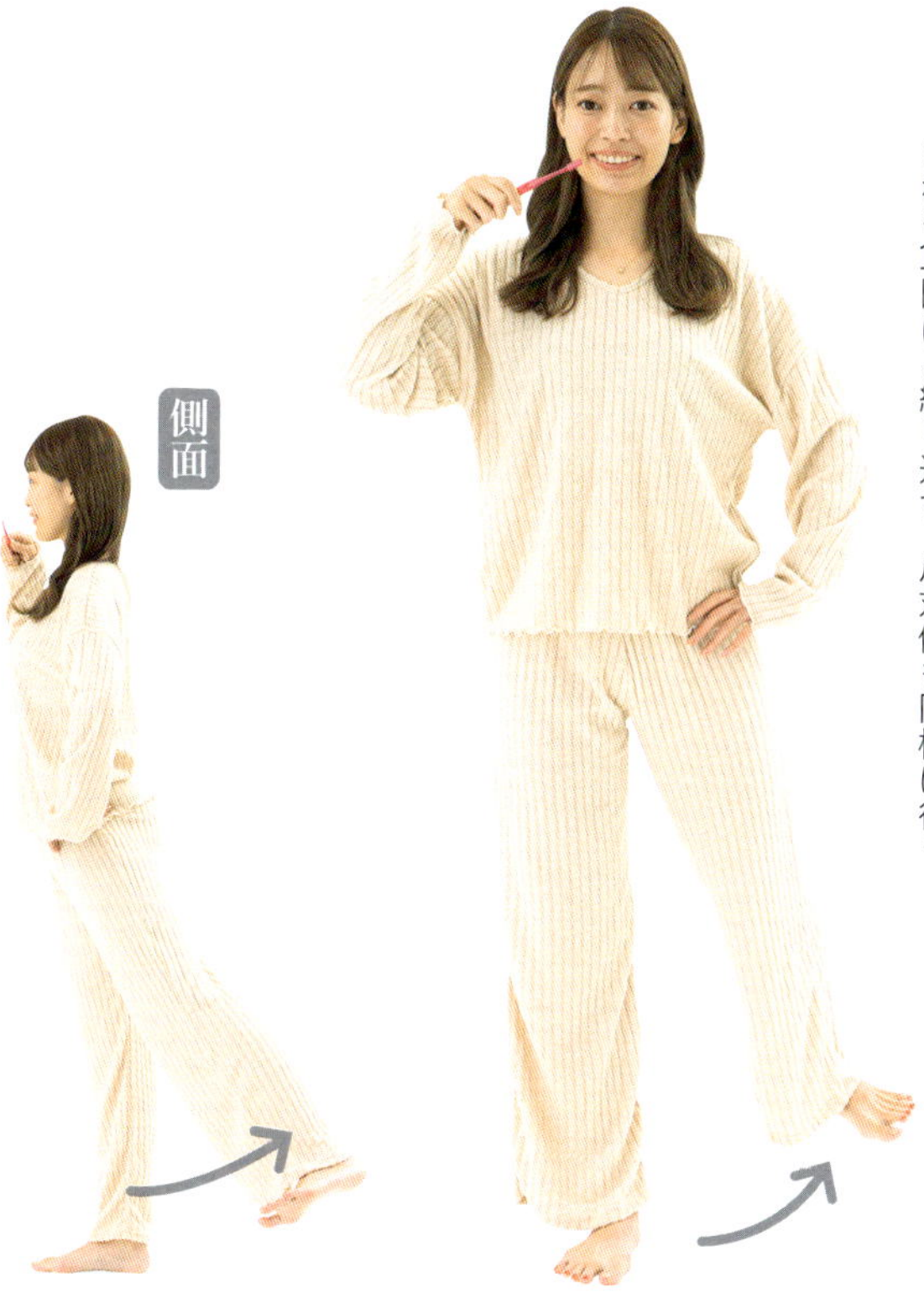

※不安定な場合は、手を壁やイスなどについて支えにしてください。

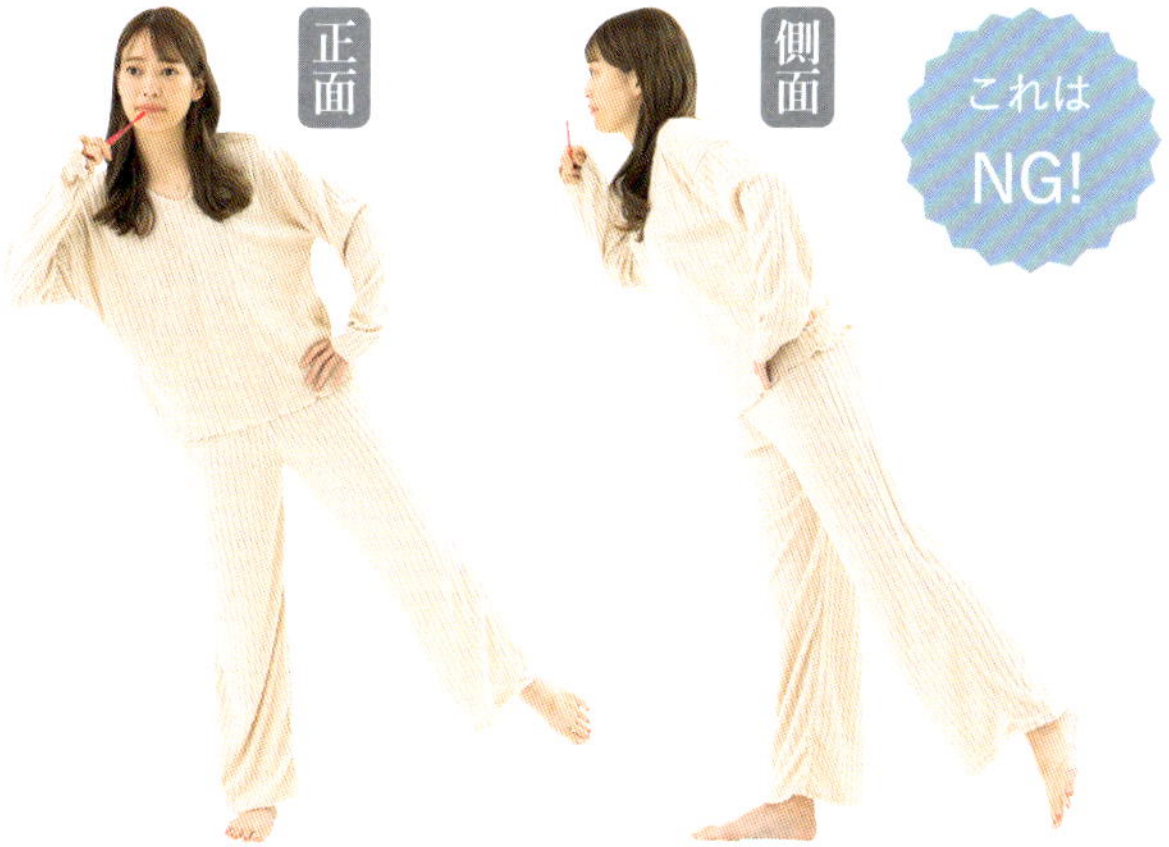

上半身が傾いてしまっている。

壁さえあればすぐできる
肩こりを予防するストレッチ

デスクワークなどで同じ姿勢を続けると、肩こりが悩みの種に……。

肩こり予防には、毎日のストレッチがおすすめです。ここでは、壁を利用したストレッチを2つご紹介します。

「壁で二の腕伸ばし」は、二の腕を伸ばすだけでなく、肩甲骨もしっかり動かして肩こり予防になるストレッチです。

「壁で二の腕ほぐし」は、二の腕から肩、デコルテまで、気持ちよくストレッチできます。

いずれも姿勢改善効果もあり。私は寝る前の習慣にしています。

壁を味方にストレッチ
「壁で二の腕伸ばし」

1

壁と平行に立ち、壁側の腕を上げ、手は頭の後ろに、ひじは壁につける。

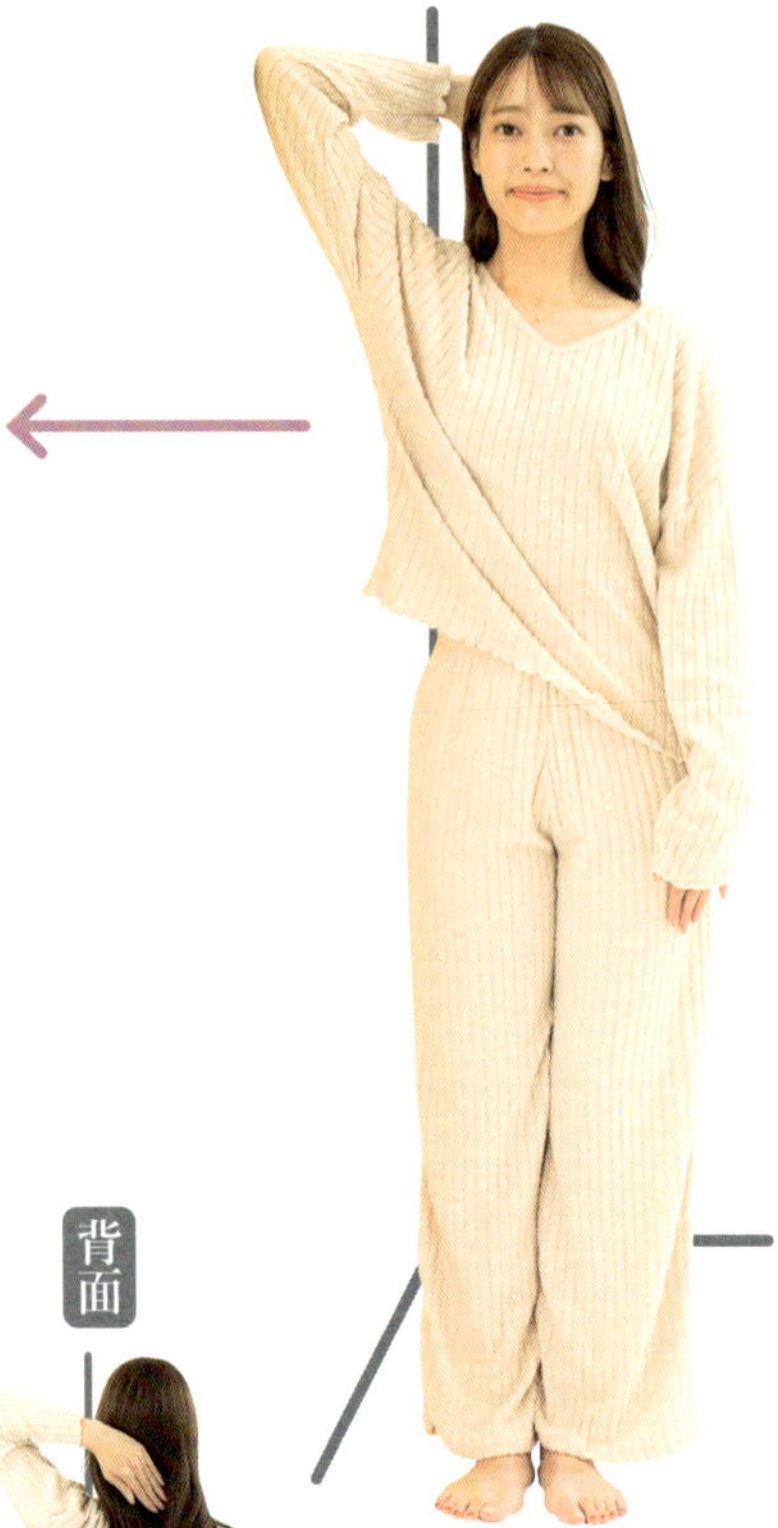

背面

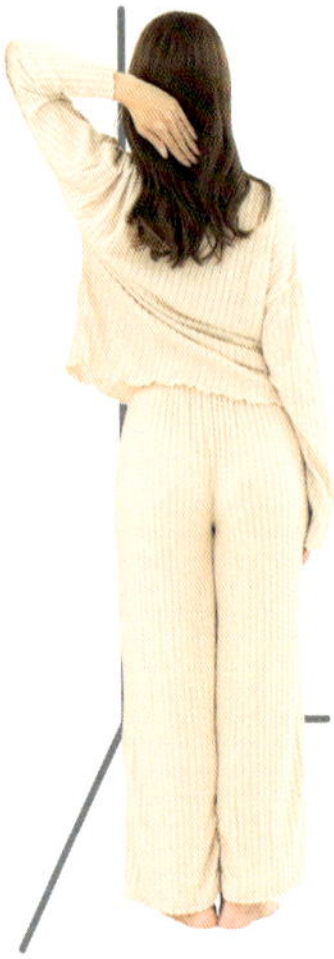

2

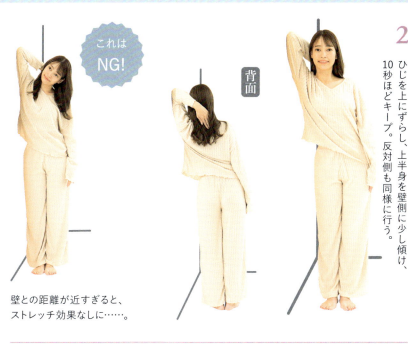

ひじを上にずらし、上半身を壁側に少し傾け、10秒ほどキープ。反対側も同様に行う。

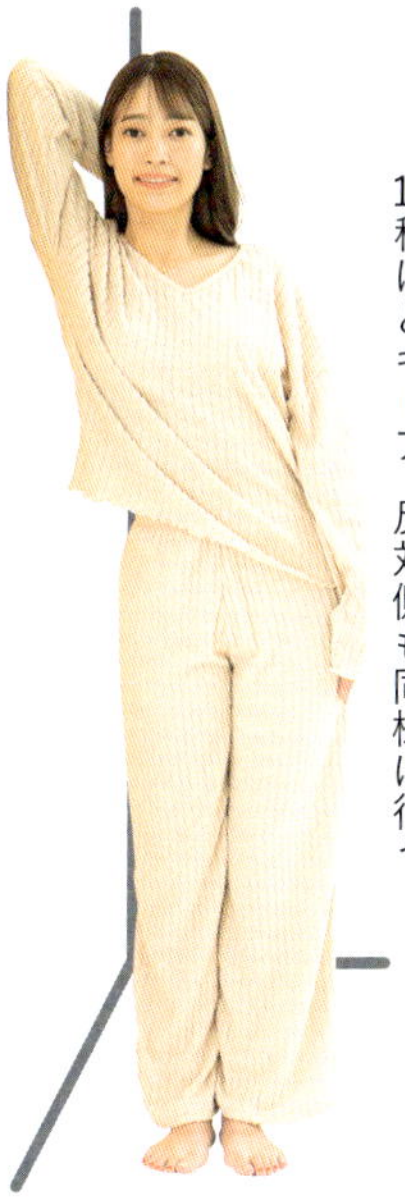

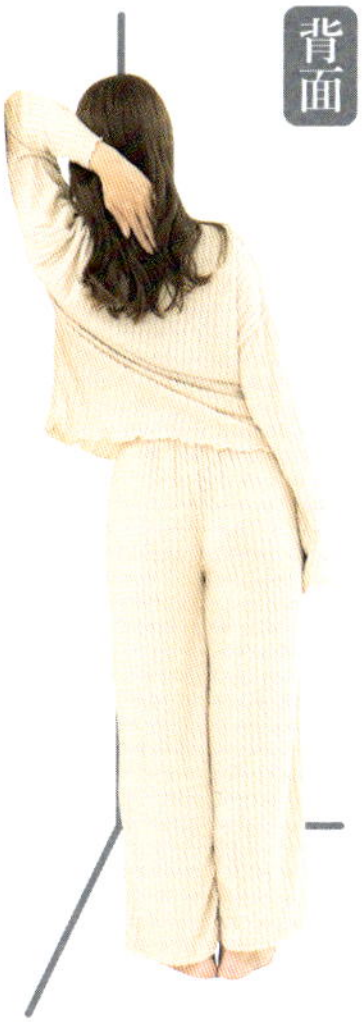

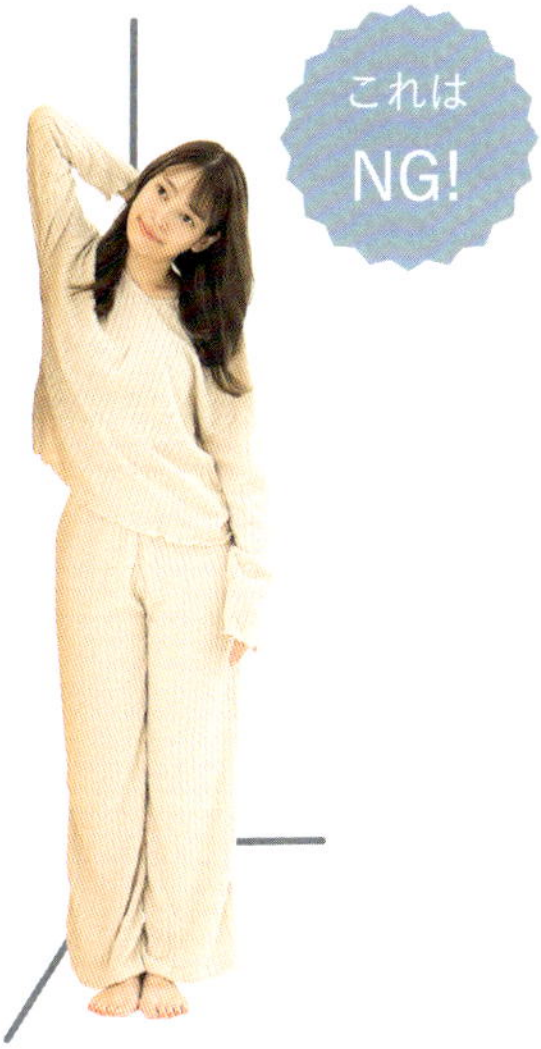

壁との距離が近すぎると、ストレッチ効果なしに……。

疲れた日に気持ちいい「壁で二の腕ほぐし」

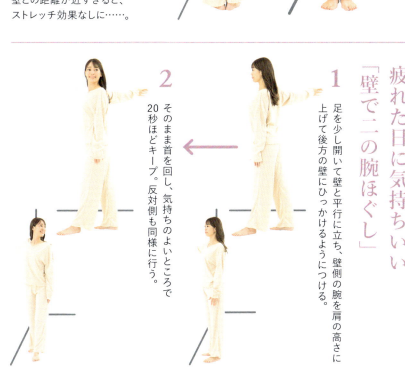

1

足を少し開いて壁と平行に立ち、壁側の腕を肩の高さに上げて後方の壁にひっかけるようにつける。

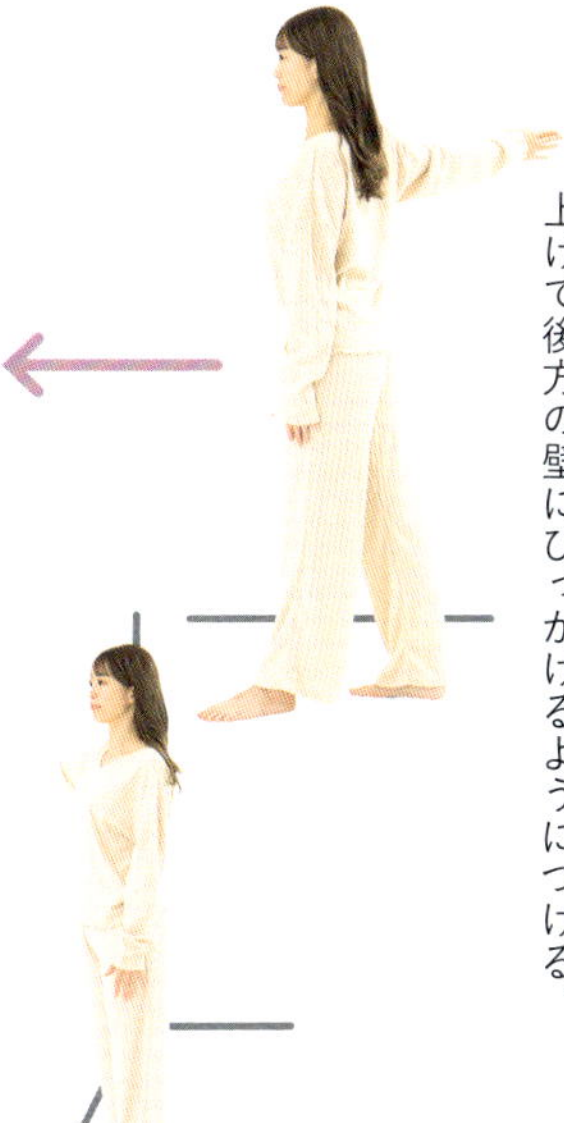

2

そのまま首を回し、気持ちのよいところで20秒ほどキープ。反対側も同様に行う。

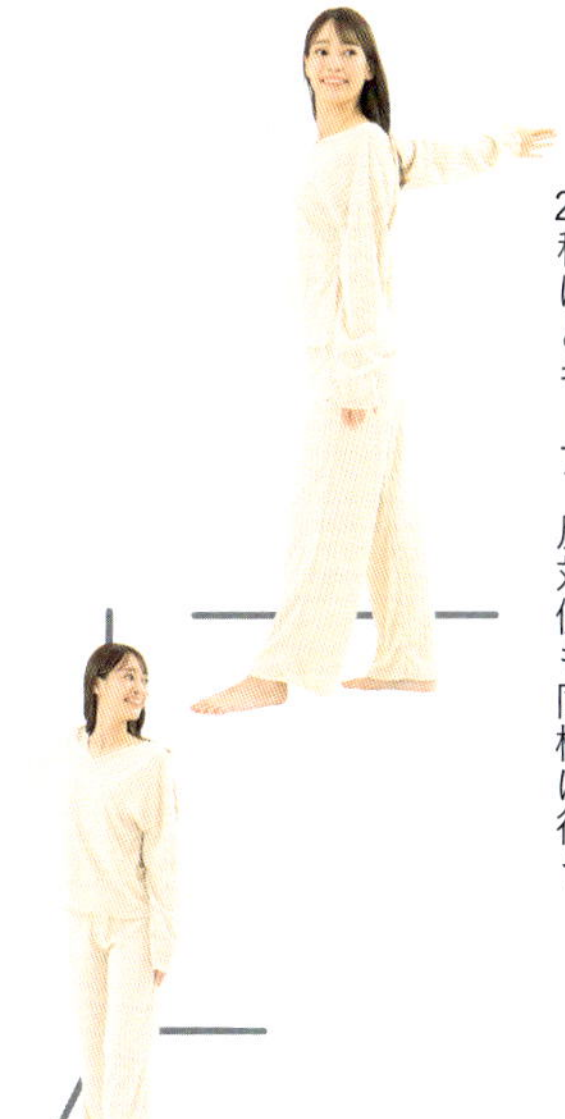

くじけそうになったときのお守り

Kikiの魔法のやせ言葉⑤

20代より、30代の自分が好き

以前の私は、自分に自信がありませんでした。

周りの友人とくらべて、落ち込むこともありました。

自分を大きく見せるために、はやりの服や高級ブランド品をたくさん買ったりしたこともありました。

でも、今は違います。

私は今の自分がいちばん好きです。

自分が好きになれたから、心も強くきれいになれました。Tシャツでも、堂々と自信をもって歩けるようになれました。

ないものではなく、今の自分にあるもの、健康、家族、仕事、好きな人に感謝できるようになりました。

私もまだまだ変化の途中だけど、そんな努力中の自分もいとおしく思います。

ダイエットを続けるための ズルやせ暮らし術

買い物のハードルを下げよう

ズルくやせるためには、自炊率を上げることがポイント。でも、調理以上にめんどうなのが「買い物」です。仕事で疲れているのに、毎日夕食のために重い材料を買って帰るのが大変で、つい外食やお弁当などに、なんてことはありませんか？

私は週に１度、休みの日などに「重いもの」「日もちするもの」「冷凍できるもの」はまとめ買いすることにしています。とくに、卵、とうふ、きのこ類、鶏肉、豆乳など、ズルやせレシピでよく使う定番食材は切らさないことが大切。あとは週に数回、旬の葉物野菜などを買い足すだけなら、仕事帰りに重い荷物を持って帰らずにすみます。

卵やとうふなど、冷蔵庫に定番食材があれば、作れるズルやせレシピがあるはず。買い物のハードルを下げるのも、ダイエットを長続きさせるコツです。

薬味で料理をワンランクアップ

私は大の「薬味好き」。刻んだねぎ、青じそ、みょうが、ごま、糸とうがらしなど、料理にたくさんかけて食べています。

これらの薬味は、味のアクセントになるだけでなく、料理の見た目を上げることにも一役買ってくれます。なんてことのない料理でも、ごまや糸とうがらしをのせれば、おしゃれな料理に早変わり。気分も上がって、食事の満足感もアップします。

ほかにも、黒こしょうやドライパセリはおすすめです。ごまや刻みのり、香辛料などは賞味期限も長いから買いおきが可能。

みなさんも、お気に入りの薬味でズルやせレシピを楽しんでください。

おわりに

とにかくあせらないで。変わろうと努力するあなたは、どんな体形であろうと美しい

ここまで読んでくださったあなた方に質問です。
もしも明日の朝起きて、自分の体重が5キロ減っていたら
どんな気持ちですか？

多くの方は「ラッキー！　最高！」
と思うでしょう。きっと私も同じです。

でも、はたして本当にラッキーでしょうか？
そのマイナス5キロをずっとキープできるでしょうか？

いいえ。おそらくすぐにリバウンドしてしまうと思います。

なぜならマイナスはたまたま勝ちとれたもので、
やせる方法も、栄養の大切さも、努力の楽しさも、わからないからです。

ダイエットは、ゴールをつかむことだけに意識が向きがちで、
結果が出なければ、すべてが水の泡だと思っている方がとても多いです。

でも、本当にいちばん大切なのは
ゴールに向かって努力する「過程」なんです。

その「過程」を何度も繰り返すことで、
人は強く美しくなるのだと

私は信じています。

この先、まわりとくらべて落ち込んだり
思うように結果が出なくて挫折しそうになったり
することがあるかもしれません。
もしそのときが来たら、このページを読み返して
うまくいかなくて、もがいている自分を
「私かっこいいじゃん」とほめてあげてください。

世の中の「きれい」な人は
絶対に努力しています。

挫折を乗り越えてこその
その美しさなんです。

きれいになりたくて、この本を手にとったあなたは
どんな体形であろうとすでに美しい。

ダイエットは「カラダ」だけじゃなく「ココロ」もきれいにしてくれます。
だから決してあせらず、変わっていく自分を、
この本といっしょに楽しんでいきましょう。

Ｋｉｋｉ

●**ほうれんそう**
とうふ担々スープ 38
●**ホールコーン**
ラーメン風みそもやし 103
●**水菜**
野菜たっぷりミルフィーユ 72
●**ミニトマト**
カラフル野菜キッシュ 53
ごはんなしのタコライス風 54
すっきり脂肪燃焼スープ 91
鶏トマトのペッパーマヨ 97
●**ミント**
まるごと焼きりんご 115
●**もやし**
もやしで作るとん平焼き風 36
もやしたっぷり中華サラダ 39
さっぱり豚もやし 49
簡単ユッケジャンスープ 65
やさしい味の担々もやし 90
すっきり脂肪燃焼スープ 91
ラーメン風みそもやし 103

大豆加工品
●**おからパウダー**
ココアマグケーキ 32
自慢のチョコレートケーキ 110
ふわふわおからチョコ蒸しパン 113
●**豆乳**
ココアマグケーキ 32
とうふ担々スープ 38
カラフル野菜キッシュ 53
ちゃっかりカルボナーラ風 58
いやしの豆乳うどん 61
やさしい味の担々もやし 90
自慢のチョコレートケーキ 110
ぷるぷる豆乳プリン 111
米粉のシンプルドーナツ 112
ふわふわおからチョコ蒸しパン 113
●**とうふ**
とうふお好み焼き 30
とうふ担々スープ 38
ツナとうふグラタン 76
とうふと卵の親子丼風 85
黒みつ風味のとうふきな粉もち 108
もちもち抹茶ちぎりパン 114
●**納豆**
はじまりのオートミールレンジチャーハン 46

卵・乳製品
●**温泉卵**
楽ちんしらたきビビンめん 86
●**卵**
とうふお好み焼き 30
ココアマグケーキ 32
もやしで作るとん平焼き風 36
ピザ風味のチーズささ身 41
はじまりのオートミールレンジチャーハン 46
メインになる豚バラえのき 48
カラフル野菜キッシュ 53
トマトのさっぱり雑炊 55
オートミールのキムチリゾット 56
オートミールの明太がゆ 57
ちゃっかりカルボナーラ風 58
きのこと鶏の卵とじ 75
ツナとうふグラタン 76
ブロッコリーとツナのリゾット 83
とうふと卵の親子丼風 85
辛みを楽しむきのこチゲ 98
本格味のツナビビンパ 100
マグカップオムライス風 102
自慢のチョコレートケーキ 110
ぷるぷる豆乳プリン 111
ふわふわおからチョコ蒸しパン 113
●**バター**
ラーメン風みそもやし 103
●**ピザ用チーズ**
ピザ風味のチーズささ身 41
米粉で作るピザまん 62
ツナとうふグラタン 76
●**卵黄**
かさ増しえのきつくね 51
ちゃっかりカルボナーラ風 58

果物
●**りんご**
まるごと焼きりんご 115
●**レモン**
アボカドクリーミーそうめん 60

きのこ類
●**えのきだけ**
しっかり味のピリ辛えのき 31
メインになる豚バラえのき 48
かさ増しえのきつくね 51
オートミールのキムチリゾット 56
野菜たっぷりミルフィーユ 72
みそマヨ風味の鮭のきのこ蒸し 78

材料別索引

ごはん・めん・オートミール

●ごはん

トマトのさっぱり雑炊 55
いつでもおいしい大根ツナ丼 80
無限に食べられるセロリ丼 81
夏野菜のシンプルカレー 82
ブロッコリーとツナのリゾット 83
ピーマン×おかかおにぎり 84
とうふと卵の親子丼風 85
本格味のツナビビンパ 100
サーモンきゅうり丼 101

●うどん

いやしの豆乳うどん 61

●オートミール

はじまりのオートミールレンジチャーハン 46
オートミールのキムチリゾット 56
オートミールの明太がゆ 57
マグカップオムライス風 102

●スパゲッティ

ちゃっかりカルボナーラ風 58
トマトとしらすの冷製スパゲッティ 59

●そうめん

アボカドクリーミーそうめん 60

野菜

●青じそ

トマトとしらすの冷製スパゲッティ 59

●青ねぎ

とうふお好み焼き 30
はじまりのオートミールレンジチャーハン 46
さっぱり豚もやし 49
かさ増しえのきつくね 51
中華が食べたいときの麻婆大根 52
オートミールのキムチリゾット 56
いやしの豆乳うどん 61
野菜たっぷりミルフィーユ 72
みそマヨ風味の鮭のきのこ蒸し 78
いつでもおいしい大根ツナ丼 80
やさしい味の担々もやし 90
鶏トマトのペッパーマヨ 97
ラーメン風みそもやし 103

●アボカド

ごはんなしのタコライス風 54
アボカドクリーミーそうめん 60

●キャベツ

野菜たっぷりミルフィーユ 72

●きゅうり

大好きなはるさめサラダ 34
もやしたっぷり中華サラダ 39
ジューシー蒸し鶏 74
楽ちんしらたきビビンめん 86
本格味のツナビビンパ 100
サーモンきゅうり丼 101

●サラダパック

ごはんなしのタコライス風 54
カレー風味のそぼろサラダ 88

●じゃがいも

揚げないポテトチップス 40

●ズッキーニ

夏野菜のシンプルカレー 82

●セロリ

無限に食べられるセロリ丼 81
すっきり脂肪燃焼スープ 91

●大根

中華が食べたいときの麻婆大根 52
いつでもおいしい大根ツナ丼 80

●玉ねぎ

ごはんなしのタコライス風 54

●チャービル

自慢のチョコレートケーキ 110

●トマト

トマトのさっぱり雑炊 55
トマトとしらすの冷製スパゲッティ 59
アボカドクリーミーそうめん 60

●長ねぎ

満足できる肉だんご 50

●なす

夏野菜のシンプルカレー 82

●にら

ピリ辛はるさめチャプチェ 35
簡単ユッケジャンスープ 65
辛みを楽しむきのこチゲ 98

●にんじん

ピリ辛はるさめチャプチェ 35
野菜たっぷりミルフィーユ 72

●白菜

満足できる肉だんご 50

●パクチー

満足できる担々はるさめ 64

●パプリカ

夏野菜のシンプルカレー 82

●ピーマン

ピザ風味のチーズささ身 41
ピーマン×おかかおにぎり 84
すっきり脂肪燃焼スープ 91

●ブロッコリー

カラフル野菜キッシュ 53
ブロッコリーとツナのリゾット 83

調味料など

●カレー粉
夏野菜のシンプルカレー 82
カレー風味のそぼろサラダ 88

●コチュジャン
しっかり味のピリ辛えのき 31
ピリ辛はるさめチャプチェ 35
中華が食べたいときの麻婆大根 52
満足できる担々はるさめ 64
簡単ユッケジャンスープ 65
ジューシー蒸し鶏 74
お手軽タッカルビ 79
無限に食べられるセロリ丼 81
楽ちんしらたきビビンめん 86
やさしい味の担々もやし 90
気軽にヤンニョムチキン 96
本格味のツナビビンパ 100

●はちみつ
黒みつ風味のとうふきな粉もち 108
ぷるぷる豆乳プリン 111
米粉のシンプルドーナツ 112

●マヨネーズ
とうふお好み焼き 30
大好きなはるさめサラダ 34
もやしで作るとん平焼き風 36
かさ増しえのきつくね 51
ごはんなしのタコライス風 54
アボカドクリーミーそうめん 60
ジューシー蒸し鶏 74
みそマヨ風味の鮭のきのこ蒸し 78
鶏トマトのペッパーマヨ 97

●レモン汁
トマトとしらすの冷製スパゲッティ 59
アボカドクリーミーそうめん 60
まるごと焼きりんご 115

乾物・その他

●糸切りとうがらし
ジューシー蒸し鶏 74
お手軽タッカルビ 79

●いり白ごま
大好きなはるさめサラダ 34
ピリ辛はるさめチャプチェ 35
いやしの豆乳うどん 61
きのこと鶏の卵とじ 75
ピーマン×おかかおにぎり 84
楽ちんしらたきビビンめん 86
気軽にヤンニョムチキン 96

●インスタントコーヒー
黒みつ風味のとうふきな粉もち 108
ぷるぷる豆乳プリン 111

●かつお節
とうふお好み焼き 30
ピーマン×おかかおにぎり 84

●乾燥わかめ
本格味のツナビビンパ 100

●刻みのり
もやしで作るとん平焼き風 36
オートミールの明太がゆ 57
とうふと卵の親子丼風 85

●きな粉
黒みつ風味のとうふきな粉もち 108
ふわふわおからチョコ蒸しパン 113

●ココアパウダー
ココアマグケーキ 32
自慢のチョコレートケーキ 110
ふわふわおからチョコ蒸しパン 113

●サイリウム
もちもち抹茶ちぎりパン 114

●すり白ごま
ジューシー蒸し鶏 74
やさしい味の担々もやし 90

●ドライパセリ
ピザ風味のチーズささ身 41
ツナとうふグラタン 76
夏野菜のシンプルカレー 82
マグカップオムライス風 102

●はるさめ
大好きなはるさめサラダ 34
ピリ辛はるさめチャプチェ 35
満足できる担々はるさめ 64

●ベーキングパウダー
ココアマグケーキ 32
米粉で作るピザまん 62
米粉のシンプルドーナツ 112
ふわふわおからチョコ蒸しパン 113
もちもち抹茶ちぎりパン 114

●抹茶パウダー
もちもち抹茶ちぎりパン 114

お手軽タッカルビ 79
すっきり脂肪燃焼スープ 91
●エリンギ
満足できる肉だんご 50
きのこと鶏の卵とじ 75
●しめじ
カラフル野菜キッシュ 53
オートミールのキムチリゾット 56
ちゃっかりカルボナーラ風 58
きのこと鶏の卵とじ 75
みそマヨ風味の鮭のきのこ蒸し 78
辛みを楽しむきのこチゲ 98

肉類・肉加工食品
●ウインナー
カラフル野菜キッシュ 53
●牛こまぎれ肉
ピリ辛はるさめチャプチェ 35
簡単ユッケジャンスープ 65
●鶏ささ身
ピザ風味のチーズささ身 41
●鶏ひき肉
満足できる肉だんご 50
かさ増しえのきつくね 51
中華が食べたいときの麻婆大根 52
ごはんなしのタコライス風 54
満足できる担々はるさめ 64
夏野菜のシンプルカレー 82
カレー風味のそぼろサラダ 88
やさしい味の担々もやし 90
辛みを楽しむきのこチゲ 98
●鶏胸肉
きのこと鶏の卵とじ 75
●鶏もも肉
ジューシー蒸し鶏 74
お手軽タッカルビ 79
気軽にヤンニョムチキン 96
鶏トマトのペッパーマヨ 97
●ハーフベーコン
ちゃっかりカルボナーラ風 58
●豚バラ肉
メインになる豚バラえのき 48
さっぱり豚もやし 49
いやしの豆乳うどん 61
野菜たっぷりミルフィーユ 72

魚類
●サーモン
サーモンきゅうり丼 101
●しらす
トマトとしらすの冷製スパゲッティ 59
ピーマン×おかかおにぎり 84
●生鮭
みそマヨ風味の鮭のきのこ蒸し 78

農・水産物加工食品
●かに風味かまぼこ
大好きなはるさめサラダ 34
もやしたっぷり中華サラダ 39
●からし明太子
オートミールの明太がゆ 57
●しらたき
楽ちんしらたきビビンめん 86
●白菜キムチ
とうふ担々スープ 38
オートミールのキムチリゾット 56
いやしの豆乳うどん 61
楽ちんしらたきビビンめん 86
辛みを楽しむきのこチゲ 98

缶詰
●カットトマト缶
夏野菜のシンプルカレー 82
●ツナ缶
もやしたっぷり中華サラダ 39
米粉で作るピザまん 62
ツナとうふグラタン 76
いつでもおいしい大根ツナ丼 80
無限に食べられるセロリ丼 81
ブロッコリーとツナのリゾット 83
本格味のツナビビンパ 100
マグカップオムライス風 102

粉類
●かたくり粉
満足できる肉だんご 50
かさ増しえのきつくね 51
中華が食べたいときの麻婆大根 52
ごはんなしのタコライス風 54
ジューシー蒸し鶏 74
お手軽タッカルビ 79
気軽にヤンニョムチキン 96
ラーメン風みそもやし 103
黒みつ風味のとうふきな粉もち 108
●米粉
米粉で作るピザまん 62
米粉のシンプルドーナツ 112
もちもち抹茶ちぎりパン 114

※基本的な調味料、油脂類などは省いています。

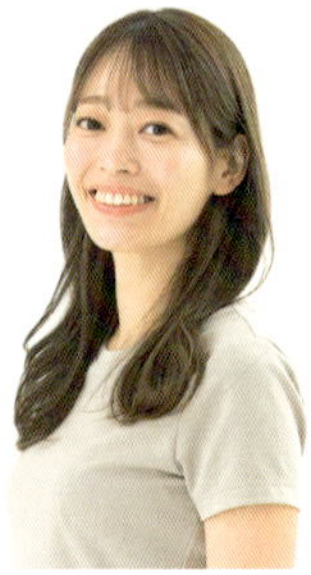

Kiki(キキ)

ダイエット・モチベーター。看護師、保健師、健診情報管理指導士（人間ドックアドバイザー）の有資格者。北海道札幌市出身。病院や健診機関にて健康アドバイス・栄養指導を行った経験から、健康的にやせられ、おいしくて心も満たされるダイエットレシピの重要性に関心をもつ。自身もフルタイム勤務に加えて残業が続く毎日で、レンチン簡単ダイエットレシピに助けられる。2020年から多忙な女性に希望をもってほしいと、ダイエットレシピや簡単エクササイズの情報発信をはじめる。SNSの総フォロワー数が40万人（2024年7月現在）。2023年2月にはダイエットサポートプログラムを開発。

公式SNS

[Instagram]
Kiki Diet Meshi　@kiki_diet_meshi
Kiki Diet Training　@kiki_diet_training

[TikTok]　Kiki Diet TikTok @kiki3597

[YouTube]　キキトレ
https://www.youtube.com/@user-we2tp9sw3q

Kiki のズルやせダイエット

2024年9月30日　第1刷発行
2024年9月30日　第2刷発行

著　者　　Kiki
発行者　　大宮敏靖
発行所　　株式会社主婦の友社
　　　　　〒141-0021　東京都品川区上大崎3-1-1
　　　　　目黒セントラルスクエア
　　　　　電話03-5280-7537
　　　　　（内容・不良品等のお問い合わせ）
　　　　　049-259-1236（販売）
印刷所　　大日本印刷株式会社

写真協力
(p.3、44、70、94、106、120)　Kiki

STAFF
レシピ協力　　　　鈴木拓也　鈴木優李
装丁・本文デザイン　塚田佳奈（ME&MIRACO）
撮影　　　　　　　鈴木江実子
スタイリング　　　伊藤みき
栄養監修協力　　　沼津りえ（管理栄養士）
熱量計算　　　　　スタジオ食
　　　　　　　　　(牧野直子　石垣晶子
　　　　　　　　　ともに管理栄養士)
企画協力　　　　　宮本貴世
編集協力　　　　　山崎潤子
編集担当　　　　　森信千夏（主婦の友社）

撮影協力
UTUWA　https://www.awabees.com/

©Keito Hinuma 2024　Printed in Japan
ISBN 978-4-07-460121-9

R〈日本複製権センター委託出版物〉
本書を無断で複写複製（電子化を含む）することは、著作権法上の例外を除き、禁じられています。本書をコピーされる場合は、事前に公益社団法人日本複製権センター（JRRC）の許諾を受けてください。また本書を代行業者等の第三者に依頼してスキャンやデジタル化することは、たとえ個人や家庭内での利用であっても一切認められておりません。
JRRC〈https://jrrc.or.jp
eメール：jrrc_info@jrrc.or.jp　電話：03-6809-1281〉

■本のご注文は、お近くの書店または
主婦の友社コールセンター（電話0120-916-892）まで。
＊お問い合わせ受付時間
月〜金（祝日を除く）　10:00〜16:00
＊個人のお客さまからのよくある質問のご案内
https://shufunotomo.co.jp/faq/